Prim. Dr. Michael Vitek

Hilfe
für das
Kniegelenk

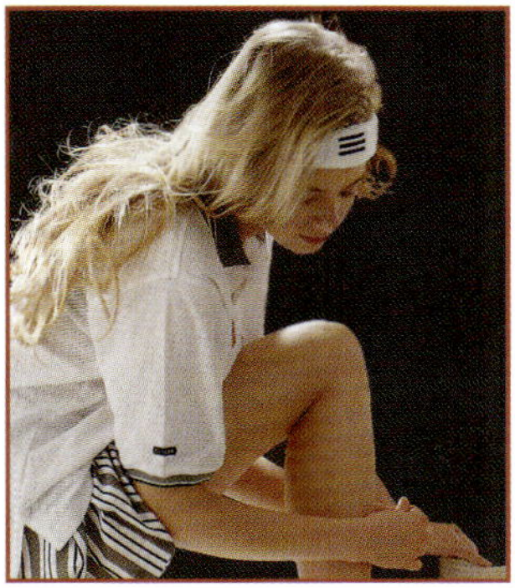

Selbsthilfe, Medikamente, Behandlungen, Operationen
bei Abnützungen oder Verletzungen

KNEIPP
VERLAG

Primarius Dr. Michael Vitek

Hilfe für das Kniegelenk

gewidmet meinen geliebten Eltern
Dr. Lydia Vitek und
Doz. Dipl.-Ing. Robert Vitek,
die alles ermöglichten.

ISBN 3-901794-57-3

Autor: Primarius Dr. Michael Vitek
Fotos: Primarius Dr. Michael Vitek, Kneipp-Verlag, Liebenberger
Layout, Fotosatz, technische Bearbeitung: Verlag des Österreichischen Kneippbundes Ges.m.b.H.
Druck: Druckerei Theiss GmbH, A-9431 St. Stefan.

3. Auflage — Leoben, Juni 2003

Inhalt

Vorwort

Das Knie ist das größte, komplizierteste, am meisten beanspruchte und am häufigsten Beschwerden bereitende Gelenk des menschlichen Körpers. Ein »Rekordler« also. In der Mitte der Gewicht tragenden Gliedmaßen, nämlich der Beine, verbindet es lange Hebel miteinander. Dabei ist es nicht nur ein reines Scharniergelenk, sondern wird auch starken Dreh-, Verschiebe- und Knickbewegungen ausgesetzt.

Aufgrund seiner Lage und Funktion wirken auf das Kniegelenk extrem starke Muskel- und Bodenkräfte, die bei Übergewicht exponentiell zunehmen.

Durch die starke Belastung und den großen Anteil an Weichteilstrukturen ist das Knie nicht nur für Verletzungen anfällig, sondern es lassen sich am Kniegelenk auch Erkrankungen wie Rheuma, Gicht, Arthritis, Arthrose etc. beobachten.

Patienten mit Kniegelenkbeschwerden sind sowohl in der täglichen Praxis des Facharztes für Orthopädie als auch in den orthopädischen Krankenhausabteilungen neben Wirbelsäulenpatienten am häufigsten anzutreffen.

Je besser der Patient über die Erkrankung Bescheid weiß, je besser er über notwendige Diagnose- und Behandlungsmaßnahmen aufgeklärt wurde, desto effizienter kann er bei der Behandlung seines Leidens mitarbeiten – und desto größer wird sein Vertrauen in den behandelnden Arzt und seine Therapie werden.

Unser Gesundheitssystem ermöglicht es den Ärzten bei einer vermeintlich einfachen Erkrankung, wie einem Meniskusschaden, dem Patienten zu erklären, wie und warum er operiert wird, wie lange er im Krankenhaus bleiben muss und wann er wieder arbeiten kann.

Aus Zeitmangel ist es zumeist aber nicht möglich, den Patienten im Detail darüber zu informieren, was der Meniskus überhaupt ist, welche Funktion er im Knie hat, ob man nur einen Teil oder den ganzen Meniskus entfernen muss, ob man ihn nähen oder ersetzen kann, ob es alternative Behandlungsmöglichkeiten gibt und welche Spätfolgen durch die eine oder andere Behandlung zu erwarten sind.

Dieses Buch soll dem Patienten helfen, sein Knieproblem zu verstehen. Es soll auch helfen, das große Angebot an konservativen und operativen Behandlungsmöglichkeiten zu überblicken und eine realistische Einschätzung des Behandlungserfolges ermöglichen. Nicht zuletzt soll es Anregungen geben, die Kniegelenke lange Zeit funktionstüchtig und schmerzfrei zu erhalten. – Alle Knieprobleme gehören frühzeitig zum Arzt, je später die Behandlung einsetzt, desto schlechter.

Also: keine »Hausmittel und Wickel« ohne sichere ärztliche Diagnose!

Beschwerden – Anatomie – Diagnostik

Beschwerdebilder

Eines dieser Symptome plagt Sie vermutlich, da Sie dieses Buch gekauft haben. Lesen Sie bitte in den angegebenen Kapiteln nach und Sie werden Ihrem Symptom eine Erkrankung zuordnen können!

Einzelne Beschwerdebilder können alleine oder miteinander kombiniert auftreten.

Bamstigkeit:

Das Knie ist geschwollen und dick. Aufgrund des abnormen Dehnungsreizes auf die Gelenkkapsel fühlt es sich taub oder bamstig an – siehe unter Schwellung, Seite 8.

Blockade:

Das Knie lässt sich weder beugen noch strecken. Meist ist ein so genannter Meniskuskorbhenkelriss zwischen Ober- und Unterschenkel eingeklemmt – siehe Meniskusschäden (Seite 38 ff.).

Auch ein freier Gelenkkörper kann dafür verantwortlich sein (siehe Seite 43). Seltener: Kniescheibenverrenkung (Luxation) – siehe Kniescheibenprobleme (Seite 82), Riss eines oder mehrerer Kniebänder – siehe Bandrupturen (Seite 101 ff.), kann mit Schmerz und Schwellung kombiniert sein.

Bewegungseinschränkung:

1. Plötzliche Streckhemmung:
Es ist nicht möglich, das Kniegelenk ganz zu strecken. Dies bedeutet im Akutfall, dass eine Struktur zwischen den Gelenkpartnern eingeklemmt ist. Dies kann entweder der Meniskus – siehe Meniskusschäden (Seite 38 ff.), ein freier Gelenkkörper (Seite 43 f.), selten ein eingeschlagener Gelenkknorpellappen – siehe Knorpelschäden (Seite 47 ff.) oder eine Schleimhautfalte – siehe Plicasyndrom (Seite 89 ff.) sein.

2. Allmählich auftretende Streck- und Beugehemmung:
Bewegungseinschränkungen, die sich über Jahre entwickeln und die vollständige Streckung und vollständige Beugung betreffen: Ursachen sind Muskelverkürzungen, Knochensporne und Knochenauflagerungen – siehe Arthrose (Seite 65 ff.). Kann mit Schmerz, Schwellung, Rötung und Wärmegefühl einhergehen.

Einknicken beim Gehen:

(fachsprachlich auch: giving way)

Wenn man nicht allzu konzentriert, d. h. nicht mit voller muskulärer Kniekontrolle bergab geht oder Stiegen hinuntersteigt, gibt das Knie nicht ausreichend Halt, sondern sackt ein. Der Patient verspürt ein Instabilitätsgefühl. Ursache: Ruptur des vorderen Kreuzbandes – siehe Bandinstabilität (Seite 101 ff.), selten auch bei anderen Kniebinnenschäden – siehe Knorpelschäden (Seite 47 ff.), Arthrose (Seite 65 ff.), Morbus Ahlbäck (Seite 76 f.).

Kann mit Schmerz, Schwellung und Geräuschen einhergehen.

Geräusche im Knie:

1. Bei jüngeren Patienten, die meist gar keine Erkrankung aufweisen und schmerzlos waren:
»Knacken« beim belasteten Beugen. Mögliche Ursachen: Meniskusschaden (Seite 38 ff.), Knorpelschaden (Seite 47 ff.), eingeklemmte Schleimhautfalte – siehe Plicasyndrom (Seite 89 ff.), Kniescheibenverrenkung (Subluxation) – siehe Kniescheibenprobleme (Seite 82).

2. Bei älteren Patienten:
reibendes Geräusch, trockenes »Knacken« oder »Krachen«: Abnützungskrankheit – siehe Arthrose (Seite 65 ff.)

Häufig haben schmerzlose Kniegeräusche überhaupt keine Bedeutung! Sie sind Ausdruck von geringen Oberflächeninkongruenzen (Unterschiede bei den Gelenkoberflächen) oder von Flüssigkeitsverschiebungen im Kniegelenk.

Rötung:

Es können Teile des Kniegelenkes oder auch das gesamte Knie betroffen sein. Die Farbe variiert von hellrot bis düsterrot. Helles Rot – Teile des Kniegelenkes sind betroffen: Die Krankheit ist im Anfangsstadium. Dunkles Rot – ganzes Knie ist betroffen: sofort den Arzt aufsuchen!

Schmerzen, Überwärmung, Schwellung, Bewegungseinschränkung, evtl. Erhöhung der Körpertemperatur und Krankheitsgefühl können auftreten.

Mögliche Ursachen: Entzündliche Erkrankungen (Seite 91 ff.), siehe postoperative (nach einer Operation) Komplikationen bei operativer Therapie.

Rötungen nach einer Operation an und in der Umgebung von Wunden oder frischen Narben sind meist nicht bedenklich – alle Rötungen dem Arzt zeigen!

Schmerz:

Der Schmerz ist ein Alarmzeichen. Er bedeutet, dass im Kniegelenk etwas nicht stimmt. Der Schmerz in Ruhe spricht eher für eine Entzündung – siehe entzündliche Erkrankungen (Seite 91 ff.) oder für die »Aktivierung« einer Arthrose. Der Belastungsschmerz weist auf einen mechanischen Schaden hin – siehe Meniskusschäden (Seite 38 ff.), siehe Knorpelschäden (S. 47 ff.), siehe Arthrose (S. 65 ff.).

Schmerzen beim Bergab- und Stiegenhinuntergehen deuten auf Probleme mit der Kniescheibe hin – siehe Kniescheibenprobleme (Seite 82).

Ruhe- und Belastungsschmerzen sind häufig kombiniert, da mechanische Schäden Reizzustände und Entzündungen auslösen können.

Schmerzen können mit allen anderen Symptomen kombiniert sein.

Schwellung:

Das Knie wird dick; die Schwellung beginnt mit einem Wulst oberhalb der Kniescheibe, die Kniescheibe selbst sitzt nicht mehr fest auf der Unterlage, sondern lässt sich im Liegen und bei entspannter Muskulatur sehr leicht hin- und herbewegen bzw. auch in die Tiefe gegen das Knie drücken – »sie tanzt«. Die Knieschwellung kann allein auftreten oder in Verbindung mit Rötung, Überwärmung, Bewegungseinschränkung und Schmerz.

Mögliche Ursachen: Meniskusschäden (Seite 38 ff.), Knorpelschäden (Seite 47 ff.), Bandinstabilität (Seite 101 ff.), entzündliche Erkrankungen (Seite 91 ff.).

Überwärmung:

Das Knie ist mehr oder weniger heiß.

Ursachen: entzündliche Erkrankungen (Seite 91 ff.), Reizzustände bei aktivierter Abnützung – siehe Arthrose (Seite 65 ff.), nach Operationen – postoperative Komplikationen – siehe OP-Kapitel.

Nach jeder Operation ist die Knietemperatur für einige Tage, bei sehr großen Eingriffen sogar für Wochen und bei Knietotalendoprothesen (künstliche Kniegelenke) für Monate erhöht.

Dem Arzt zeigen!

Anatomie und Funktion des Kniegelenkes

Knochen

Das Grundgerüst und die tragenden Teile bilden der Oberschenkelknochen (Femur), das Schienbein (Tibia) und die tragenden Teile. Der Oberschenkelknochen wird an seinem unteren Ende breiter und bildet zwei kräftige Rollen (Condylen) aus.

Das Schienbein trägt an seinem oberen Ende eine trompetenartige Verbreiterung, die für die Aufnahme der Condylen bereitsteht.

Der dritte Knochen, der an der Bildung des Kniegelenkes beteiligt ist, ist die Kniescheibe (Patella). Die Kniescheibe ist ein so genannter Schaltknochen. Sie ist in die Sehne des großen Oberschenkelmuskels (Musculus oder M.quadriceps femoris) eingebettet und lenkt seine Kraft bei der Kniestreckung um.

Das Wadenbein (Fibula) ist zwar nicht direkt an der Bildung der Gelenkfläche beteiligt, trägt aber den Ansatz des äußeren Seitenbandes. Das Wadenbein ist eine nicht unwichtige Verstärkung des Schienbeines. Außerdem ist es an der Bildung des oberen Sprunggelenkes beteiligt.

Das Knie ist aus 3 Gelenken zusammengesetzt: der inneren Oberschenkelrolle mit dem inneren Schienbeinplateau, der äußeren Oberschenkelrolle mit dem äußeren Schienbeinplateau und der Kniescheibe mit einer schildartigen Gelenkfläche an der Vorderseite der Oberschenkelrollen.

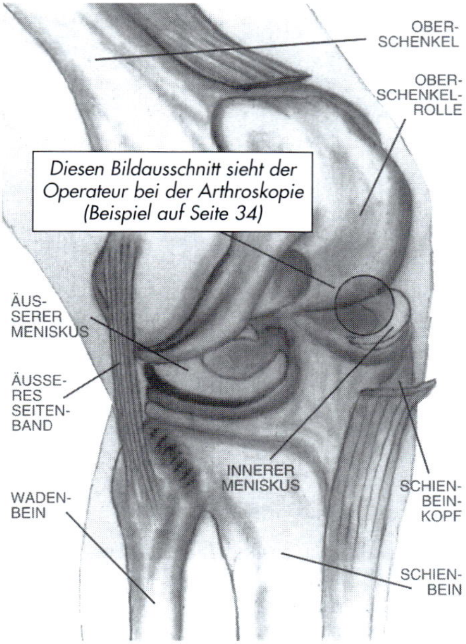

Vereinfachte Knieanatomie

Gelenkkapsel

Die knöchernen Gelenkpartner werden von einer Gelenkkapsel umhüllt. Diese besteht aus faserreichem Bindegewebe (Capsula fibrosa) und ist an ihrer Innenseite zur Gänze mit Gelenkinnenhaut (Capsula synovialis) ausgekleidet. Die Gelenkinnenhaut besitzt Schleimhautcharakter und schließt das Kniegelenk wasserdicht ab.

Bänder

In die äußere bindegewebige Gelenkkapsel sind mehr oder weniger starke Faserstrukturen, nämlich die Bänder, eingebaut. Sie dienen der passiven Gelenkführung, die Muskulatur führt dagegen das Gelenk aktiv. Beide, Muskulatur und Bänder, sind für die Gelenkstabilität verantwortlich. Besonders wichtig für die Stabilität des Kniegelenkes sind die beiden Kreuzbänder. Sie sind etwa so dick wie ein Kugelschreiber und befinden sich fast in der Mitte des Kniegelenkes. Das vordere Kreuzband stabilisiert das Knie beim Bergabgehen und bei »Stop-and-go«-Bewegungen, die beim Sport wichtig sind.

Außerdem sind die Kreuzbänder, besonders aber ihre Hülle aus Gelenkinnenhaut, Sinnesorgane, die dem Gehirn und dem Rückenmark wichtige Informationen über die Stellung des Gelenkes im Raum übermitteln. Diese und andere Signale werden dann in Befehle für die entsprechende Muskelaktivität umgesetzt.

Gelenkknorpel

Die gelenkbildenden Knochenteile sind vom Gelenkknorpel (hyalinem Knorpel) überzogen. Dieser Knorpeltyp ermöglicht den Gelenkpartnern ein reibungsarmes Gleiten. Im Idealzustand ist dieser Gelenkknorpel hartelastisch, glatt, glänzend, feucht und etwa 4 bis 6 mm dick. Bei Belastung verformt sich der Knorpel und die Kontaktfläche zwischen Oberschenkelknochen und Schienbein wird größer als beim nicht belasteten Bein.

Der Gelenkknorpel besteht aus Knorpelzellen und kollagenen Fasern, die in eine Grundsubstanz eingelagert sind und stellt eine Meisterleistung der Schöpfung dar: Die dreidimensionale Verbundschicht ist in der Lage, beträchtlichem Druck unbeschadet standzuhalten und bei Entlastung die ursprüngliche Form wieder anzunehmen.

Da dieser Knorpeltyp keine Gefäße hat, wird er durch Diffusion (Flüssigkeiten oder Gase, die einander direkt berühren, vereinigen sich bis zur völligen Durchmischung) von der Gelenkflüssigkeit (Synovia) ernährt und »geschmiert«. Die Gelenkflüssigkeit wird von der Gelenkinnenhaut gebildet. Die Gesamtmenge der Gelenkflüssigkeit beträgt in einem gesunden Knie nur einige Milliliter.

Bewegung ist für das Kniegelenk sehr wichtig: Durch das Beugen und Strecken wird einerseits der Knorpel »durchwalkt« und damit die Diffusion angeregt, andererseits wird die Flüssigkeit in andere Kniebereiche gepumpt.

Menisken

Die kleine Kontaktfläche zwischen Oberschenkel und Schienbein und die fehlende Passform (Inkongruenz) der beiden Gelenkpartner machte keilförmige »Beilagscheiben« notwendig: die Menisken.

Sie bestehen aus Faserknorpel, sind elastisch und verformbar.

Jedes gesunde Knie besitzt zwei Menisken: Der größere, innen (medial) liegende Meniskus ist mit der Gelenkkapsel fester verwachsen als der äußere (laterale) Meniskus. Er führt daher kleinere Bewegungen durch, ist aber auch verletzungsanfälliger.

Die Menisken stehen außerdem durch Bänder miteinander in Verbindung mit dem Kniescheibenband (Ligamentum

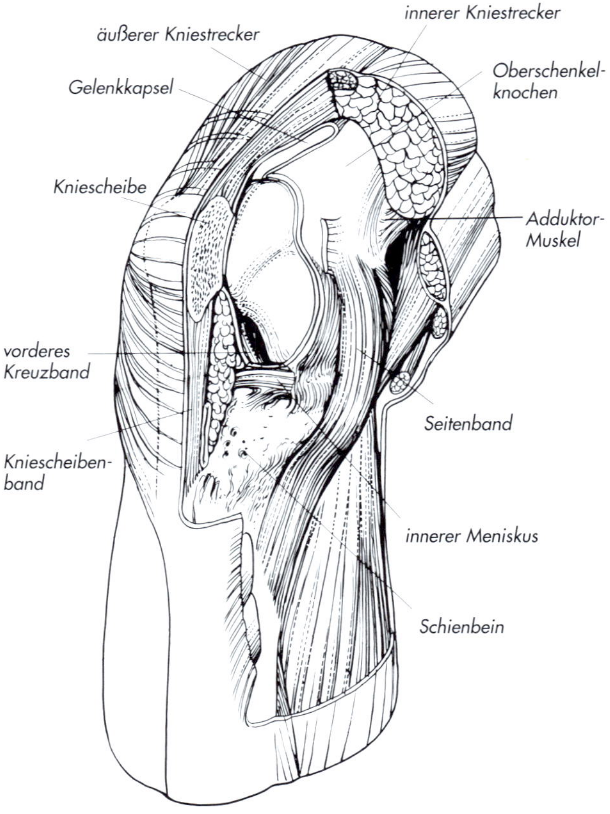

Muskel und Bänder

patellae) und mit dem hinteren Kreuzband. Durch die verschiedenen Aufhängungspunkte und Einstrahlungen von Muskeln werden die Menisken bei der Kniebewegung gelenkt, gespannt und vor Einklemmung und Verletzung durch die Knochen bewahrt.

Die Funktion der Menisken ist es, den beiden Oberschenkelcondylen mehr Auflagefläche und damit eine bessere Gewichtsverteilung zu ermöglichen, die Stabilität des Kniegelenkes zu erhöhen und Stöße elastisch abzufedern.

Die Menisken erhalten ihre Gefäß- und Nervenversorgung von der Gelenkkapsel.

Allerdings ist die Breite des Meniskus nur bis zur Hälfte oder zu einem Drittel durchblutet beziehungsweise mit Nerven versorgt. Der Rest wird genauso wie der Gelenkknorpel von der Gelenkflüssigkeit durch Diffusion ernährt.

Muskulatur

Am Kniegelenk werden prinzipiell zwei Muskelgruppen wirksam: Der Kniestrecker, der große vordere Oberschenkelmuskel (Musculus quadriceps femoris), ist 3-mal so stark wie die Summe der Kniebeuger.

Die Kniebeuger sind auch als Innen- und Außendreher wirksam. Sie bestehen aus sieben verschiedenen Muskeln, befinden sich an der Ober- und Unterschenkelrückseite und umfassen die Kniekehle gabelförmig.

Der Weg zur Diagnose

Anamnese (Befragung der Krankengeschichte)

Auch und gerade in Zeiten der medizinischen Hochtechnologie ist das Befragen des Patienten nach seiner Kranken- oder Verletzungsgeschichte und das Angreifen eines erkrankten oder verletzten Kniegelenkes durch den Arzt von großer Bedeutung für Arzt und Patient.

Bei Unfällen sind diese Fragen wichtig:

Wann? Akut oder Chronisch? Was und Wie? Aus der Art des Verletzungsmechanismus kann der Arzt bereits auf die verletzten Strukturen schließen.

War beim Unfall irgendein Geräusch zu hören? Könnte ein Knochenbruch, Bänderriss oder Meniskusriss sein.

Konnte das Knie belastet werden? War das Knie gleich nach dem Unfall geschwollen oder erst später?

Bei Erkrankungen, die ohne Unfall entstanden sind, wird der Arzt fragen: Haben Sie etwas Außergewöhnliches gemacht, die Knie überlastet oder haben die Schmerzen plötzlich in einer Ruhephase eingesetzt?

Sind Sie auf einen Berg gewandert, sind Sie lange gekniet oder waren Sie lange in der Hocke? (Spricht für Reizzustand, Aktivierung einer Abnützung = Arthrose.) Zusätzlich möchte der Arzt wissen, ob die Schmerzen in Ruhe auftreten (eher entzündlich), ob sie nur bei Belastung auftreten (eher mechanisch) oder ständig vorhanden sind (aktivierte Arthrose, Reizzustand).

Schließlich wird die Frage nach dem Wo gestellt werden. Der Arzt wird fragen, ob Sie eine schmerzhafte Stelle angeben können (wobei die Stelle, an der die Schmerzen auftreten, nicht mit dem Ort der Läsion übereinstimmen muss).

Aus all diesen Fragen kann sich der Arzt bereits ein vorläufiges Bild machen, welche Bereiche im Knie erkrankt oder verletzt sein könnten. Jede Information ist ein Mosaikstein im Diagnosepuzzle. Nach Erhebung der Anamnese folgt die Begutachtung des Gangbildes und die körperliche Untersuchung.

Klinische (körperliche) Untersuchung

Es ist wichtig, bei der Untersuchung des Kniegelenkes beide Beine von der Leiste

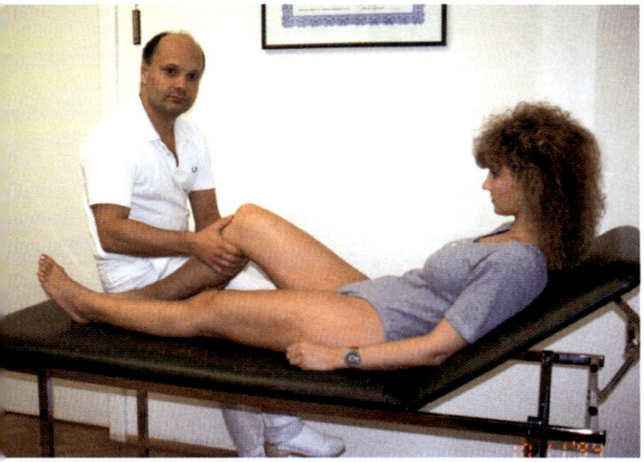

Die Untersuchung des Kniegelenkes.

bis zur Zehe untersuchen und angreifen zu können. Nur so kann der Arzt die Haut des Patienten und die Durchblutung beurteilen, sehen, ob der Patient an starken Krampfadern leidet, ob seine Beine geschwollen sind und in welchem (Trainings-) Zustand sich seine Muskulatur befindet.

Bei der Beurteilung des erkrankten Kniegelenkes, kann der Arzt das erkrankte Kniegelenk mit dem gesunden vergleichen. Dadurch lassen sich Schwellungen, Flüssigkeitszunahme (Kniegelenkerguss), Farbänderungen (Rötung/Entzündung) und Veränderungen an den Schleimbeuteln feststellen.

Bei der Inspektion des Gangbildes zeigt sich, ob der Patient hinkt, ob er das Knie belasten kann oder ob er es schonen muss, ob es beim Gehen ordnungsgemäß gebeugt und gestreckt wird und ob eine Achsenfehlstellung (O-Bein oder X-Bein) vorliegt.

Nun legt der Arzt erstmals beide Hände auf das gesunde Knie. Er bittet den liegenden Patienten, das Bein locker liegen zu lassen und die Muskulatur nicht anzuspannen. In einem schnellen Untersuchungsgang verschafft sich der Arzt ein Bild über das gesunde Kniegelenk.

Das ist notwendig, da bei jedem Menschen die Band- und Sehnenspannung unterschiedlich sind und die Beurteilung instabiler Bänder oft nur im Vergleich mit den gesunden möglich ist.

Die Untersuchung des erkrankten oder verletzten Kniegelenkes beginnt mit dem Abtasten (Palpation) und dem Aufsuchen von Schmerzpunkten. Anschließend erfolgt die Untersuchung der Kniescheibe, des Bewegungsumfanges und der Bandstabilität. Der Arzt geht hier sehr vorsichtig zu Werke und bricht die jeweilige Untersuchung bei Schmerz sofort ab.

Zunächst wird die Kniescheibe verschoben (Gelenkerguss) und werden dabei die Stabilität und Knorpelqualität im Kniescheibengelenk geprüft. Der Arzt prüft dann den Bewegungsumfang, die Festigkeit der Seitenbänder und der Kreuzbänder.

Verschiedene Rotationstests in Bauch- oder Rückenlage deuten in Verbindung mit der Palpation (= ärztliche Untersuchung: Abtasten, Befühlen) recht zuverlässig auf Meniskusschäden hin. Das Abtasten der Kniekehle zeigt das Vorhandensein einer Schwellung (Bakerzyste).

Bei offensichtlichen Brüchen oder auch nur bei Bruchverdacht wird nach der Anamnese sofort geröntgt. Bei Patienten mit massiv geschwollenem Kniegelenk kann keine Bewegungsprüfung durchgeführt werden. Das Knie muss zuerst mittels Punktion entleert werden. Wird nach einer Verletzung Blut mittels einer Injektionsspritze abgesaugt, besteht hochgradiger Verdacht auf Kreuzbandriss oder Kapselriss. Eine Gelenkspiegelung (Arthroskopie) ist dann unerlässlich!

Schwimmen auf dem punktierten Blut Fettaugen, muss das Knochenmark mit dem Knie in Verbindung stehen – ein in das Gelenk reichender Bruch liegt vor.

Ein gelbliches Punktat kann entweder fadenziehend (Reizerguss) oder nicht fadenziehend (rheumatisch) sein.

Röntgen

Die erste wichtige bildgebende Untersuchungsmethode jedes Gelenkes ist nach wie vor das Röntgen.

Die Röntgenstrahlen sind in der Lage, Knochen sehr gut, Weichteile (Knorpel, Bänder, Muskel etc.) jedoch nur als Schatten darzustellen.

Im ersten Untersuchungsgang werden 3 so genannte Standardaufnahmen durchgeführt, wobei zum Vergleich immer beide Kniegelenke geröntgt werden:

1. Wenn es von Seite des Patienten möglich ist, wird die ap. Aufnahme (anterior-posterior: der Strahlengang ist von vorne nach hinten) im Stehen angefertigt.

Eine unbelastete, im Liegen oder Sitzen durchgeführte Aufnahme zeigt nicht die

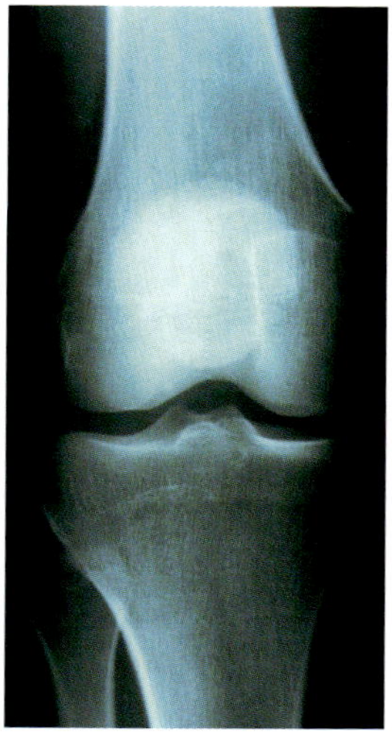

Ap. Aufnahme eines Kniegelenkes.

tatsächlichen Achsenverhältnisse des Kniegelenkes bei Belastung. Sie stellt somit unter Umständen eine falsche Ausgangsbasis für die Berechnung von Korrekturoperationen dar.

2. Seitliche Aufnahme mit 30 Grad gebeugtem Kniegelenk.

Anhand dieser Aufnahme kann man sehr gut beurteilen, ob eine Kniescheibe zu hoch oder zu niedrig positioniert ist. Aus einer schlechten Kniescheibenposition können Schmerzen und frühzeitige Abnützungen resultieren.

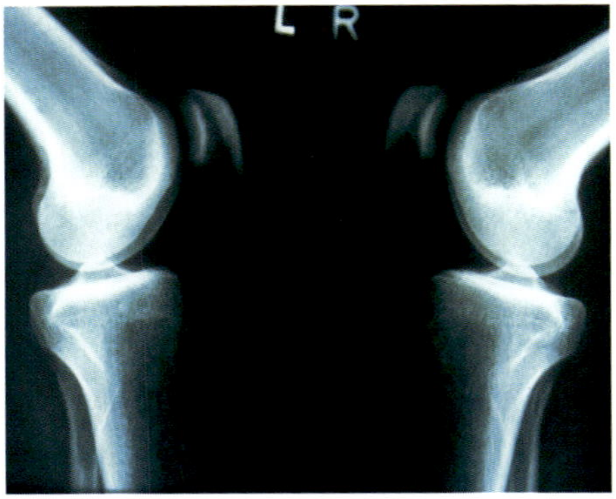

Seitliche Aufnahme zweier normaler Kniegelenke

3. Patella tangential: die Kniescheiben-Einsichtaufnahme. Sie zeigt den Gelenkspalt sowie die Druck- und Belastungsverhältnisse zwischen Kniescheibe und ihrem Gleitlager.

Mit diesen Standardaufnahmen ist es bereits möglich, eine Aussage über die Knochenstruktur und über die Knochenkonturen zu treffen. Außerdem kann man auch

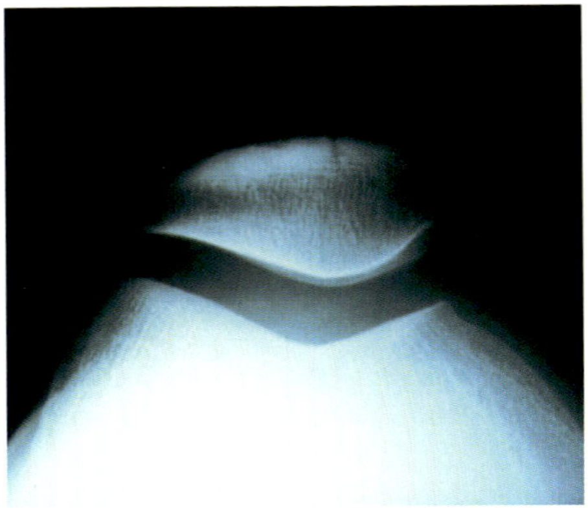

Normale Kniescheibeneinsichtaufnahme

(in beschränktem Maße) vom Knochenzustand und -umriss auf die Weichteile (Gelenkknorpel, Meniskus) rückschließen:

Brüche (Frakturen), Haarrisse (Fissuren) und mit Knochenschuppen (knöchern) ausgerissene Bänder können genauso wie Prozesse im Knochen selbst (gutartige und bösartige Tumoren, Knocheninfarkt, umschriebene Minderdurchblutung, Osteoporose, Knochenmarkentzündung, Gicht, Pseudogicht, Missbildungen, uvm.) diagnostiziert werden.

Die gelenknahen Knochenkonturen und die Breite des Gelenkspaltes geben Auskunft über die noch vorhandene Knorpeldicke (Knorpelschwund, Gelenkabnützung – Arthrose).

Knochenleisten, Knochensporne und sonstige Knochenauflagerungen zeigen zusätzlich den Grad der Abnutzung an.

Bei Kindern gibt das Röntgen Auskunft über Wachstumsstörungen oder unfallbedingte Ablösungen der Wachstumsfuge.

Erklärung häufig verwendeter Begriffe in einem Röntgenbefund

Varusstellung	O-Beinstellung, normal sind ca. 7° valgus (X-Stellung)
Valgusstellung	Mehr als 7° valgus (X-Stellung).
Gelenkspaltverschmälerung	Einengung des Gelenkspaltes. Durch Abnützung (Knorpeluntergang) nähern sich die knöchernen Gelenkpartner.
Randzacke	Zuschärfung der Gelenkflächenränder. Zeichen von mehr oder weniger ausgeprägter Arthrose (hier gibt es 4 Stadien)
Zuspitzung der Eminentia intercondylica	An der Eminentia intercondylica setzen teilweise die Kreuzbänder an. Zuspitzung ist ein Arthrosezeichen
Retropatellare Randzacke	»Hinter der Kniescheibe« bedeutet Abnützung der Kniescheibengleitfläche
Subchondrale Sklerose	Verdichtung des Knochens unter der Knorpelschicht; ist ein Zeichen der beginnenden Arthrose; eines der ersten Anzeichen muss noch gar keine Symptome verursachen
Osteophytenbildung	Osteophyten sind größere Randzacken, Zeichen fortgeschrittener Arthrose
Alter Knocheninfarkt	Verdichtungszone im Knocheninneren. Wenn der Infarkt (=lokalisierter Knochenuntergang infolge örtlicher Durchblutungsstörung) nicht gelenknahe ist, ist er nicht gefährlich, wenn ja – Einbruchgefahr! Frische Infarkte sind nicht im Röntgen, sondern nur in der MRT sichtbar – siehe Morbus Ahlbäck und O.D.
Frischer Knocheninfarkt	ist im Röntgen nicht darstellbar, siehe MRT
Osteoporose	Knochenentkalkung
Chondrocalcinose	Pseudogicht, Einlagerung von Kalk im Knorpel und/oder im Meniskus
Paraartikuläre Verkalkungen	Verkalkungen der Gelenkkapsel
Ansatzverkalkung der Kollateralbänder	durch Unfall, Überlastung oder Pseudogicht, Verkalkung und Schädigung der Seitenbänder
Usuren	(rheumatische) Knochendefekte
Osteochondrosis Dissecans (O.D.)	Knorpel-Knochendefekt, bedingt durch örtliche Minderdurchblutung (siehe Seite 74ff.)
Synovialchondrome	verkalkte oder sogar verknöcherte Weichteilmassen, ausgehend von der Gelenkinnenhaut
Fraktur	Knochenbruch, meist wird beschrieben, ob die Bruchlinien den Gelenkspalt erreichen, etliche Bruchformen sind typisch und haben Eigennamen (siehe Seite 109 ff.)
Patella bipartita	zweigeteilte Kniescheibe; nichts Krankhaftes, sondern nur eine Normvariante; kann trotzdem manchmal zu Problemen führen
Gefäßverkalkung	fallweise kommt im Knieröntgen eine starke Verkalkung der großen Arterie oder Vene in der Kniekehle zur Darstellung (als Nebenbefund), Hinweis auf eine Stoffwechselerkrankung und/oder eine Durchblutungsstörung

2 Beispiele für Spezialaufnahmen:

Tunnel-Aufnahme

Diese Aufnahme zeigt den Raum zwischen den Oberschenkelrollen (Fossa intercondylica). Hier können freie Gelenkkörper eingelagert sein oder es kann ein knöchern ausgerissenes Kreuzband (natürlich ist nur der ausgerissene Knochenteil sichtbar) vorliegen.

Ganzbein-Standaufnahme

Das ganze Bein wird vom Hüftkopf bis zum Sprunggelenk dargestellt. Entweder im Einbeinstand (unnotwendig) oder im beidbeinigen Stand. Diese Aufnahme zeigt die exakte Tragelinie (mechanische Beinachse) des gesamten Beines. Sie sollte zur Berechnung des Korrekturergebnisses vor jeder Umstellungsoperation angefertigt werden. Mit dieser Technik kann man auch die Längenverhältnisse der Beine bestimmen, also darstellen, ob und um wie viel ein Bein länger ist.

Gefährdung durch Röntgenstrahlen:

Die Strahlenbelastung durch moderne Geräte ist sehr gering. Von Zeit zu Zeit durchgeführte Röntgenuntersuchungen gelten als vollkommen unbedenklich.

Magnetresonanz

Eine weitere, äußerst wichtige Untersuchungsmethode in der Kniediagnostik ist die Magnetresonanztomographie oder Kernspintomographie (MRT oder MRI oder MR oder NMR). Diese Methode ist computerunterstützt und macht sich das Verhalten von Wasserstoffkernen

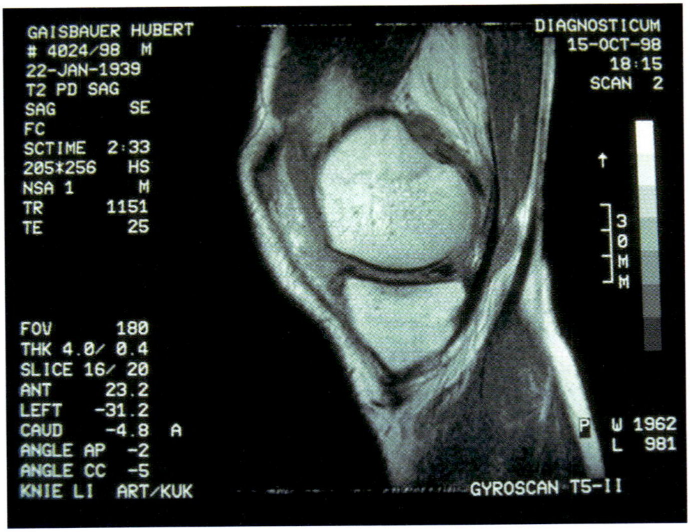

Magnetresonanz des Kniegelenkes

Erklärung häufig verwendeter Begriffe in einem MRT-Befund

Mediales Hinterhorn	Hinterer Teil des inneren Meniskus
Diskontinuität mit intermediärem Signalcharakter	Der Meniskus soll als homogenes, dunkles Dreieck dargestellt sein, eine Unterbrechung des Signals, sprich weiße Anteile im Inneren des Dreiecks, sind Zeichen einer inneren Degeneration (Meniskusläsion Grad 1 und 2).
Diskontinuität mit intermediärem Signalcharakter und hyperintensen Zonen	wenn sie die Meniskusoberfläche erreichen (weiße Striche) – Zeichen eines Risses (Grad 3) oder einer Zerreißung in mehrere Stücke (viele weiße Striche – Grad 4)
Knorpeloberfläche konzentrisch verdünnt	nicht kraterförmige, sondern gleichmäßige Knorpelabnützung
ulceröser Knorpeldefekt	kraterförmiger, »geschwürartiger« Knorpelverlust, evtl. nach Unfällen wie ausgestanzt
Gelenkflüssigkeit vermehrt	Zeichen der Entzündung oder des Reizergusses bei Arthrose
Chondropathia II – III	Knorpelschaden im Stadium II bis III. Es gibt Knorpelschäden in den Stadien I bis IV. Die Aussagekraft der MRT bezüglich Knorpelschäden ist keineswegs sicher.
Chondromalazie	bedeutet Knorpelerweichung, eigentlich kein Unterschied zur Chondropathie
bone bruise	unfallbedingte Knochenquetschung
Knochenödem	Wassereinlagerung zwischen den Knochenbälkchen; Knochenschwellung; kann durch Entlastung oder auch spontan ausheilen oder sich in Richtung einer Morbus Ahlbäck-Osteonekrose entwickeln (siehe Seite 76).
Hyperintens (in T 2) } Hypointens (in T 1) }	ist eine Läsion (z. B. im Meniskus)
Nicht intaktes, durchgängiges, nicht regulär gelegenes Kreuzband	Verdacht auf Schaden, Überdehnung oder Riss des vorderen Kreuzbandes
Bakerzyste	flüssigkeitsgefüllte Blase in der Kniekehle. Aussackung der Gelenkschleimhaut nach hinten bei Entzündungen oder Reizergüssen im Knie; nach hinten deswegen, weil vorne die Gelenkkapsel zu straff ist.
Knochennekrose	Knochenuntergang, Knocheninfarkt

(Protonen) des Körpers in einem Magnetfeld zunutze. Da keine Röntgenstrahlen verwendet werden, ist die Methode gänzlich unschädlich.

Allerdings darf der Patient keinen Herzschrittmacher haben, diesen würde das Magnetfeld eventuell stören. Metallische Implantate im Kopfbereich oder im Bereich der großen Gefäße sowie des Herzens gelten ebenfalls als Kontraindikationen.

In den ersten 3 Monaten der Schwangerschaft sollte diese Untersuchung in der Kniegelenkdiagnostik ebenfalls unterbleiben. Sollten im Kniebereich Metallimplantate (Platten, Schrauben, künstliche Gleitflächen) vorhanden sein, geht zwar von ihnen keine unmittelbare Gefahr aus, sie verfälschen aber unter Umständen das Untersuchungsergebnis.

Metallgegenstände wie Uhren und Schmuck müssen vor der Untersuchung entfernt werden. Kreditkarten dürfen nicht in den Untersuchungsraum mitgenommen werden, da sie gelöscht werden würden.

Die MR »schneidet« das Kniegelenk in 3 bis 4 mm dicke Scheiben, die vom Computer zu Bildserien verarbeitet werden. Die Schnitte werden üblicherweise in 3 Ebenen gelegt.

Besteht ein Verdacht auf einen Tumor, eine Entzündung oder Knochenmarkeiterung (Osteomyelitis) bzw. auf die Ausbreitung eines Prozesses in die Weichteile, wird vor der Untersuchung ein gut verträgliches, nicht jodhaltiges und somit auch für Jodallergiker unschädliches Kontrastmittel in die Vene gespritzt.

Die Magnetresonanz stellt sowohl Knochen als auch Weichteile dar. Somit lassen sich sowohl Prozesse im Knocheninneren als auch Schäden an den Menisken, bedingt auch an den Bändern und am Gelenkknorpel darstellen.

Bei Erkrankungen wie der Knochengewebszerstörung (Knochennekrose, Morbus Ahlbäck) ist die MR unverzichtbar, weil sie die Knochenschwellung (Ödem) bereits im Frühstadium anzeigt, in welchem andere Methoden (Röntgen, Szinthigraphie) noch nicht ansprechen.

Wäre die MR nicht so aufwendig, teuer und langwierig (ca. 30 bis 45 Minuten pro Untersuchung), würde sie dem Röntgen den Rang als wichtigste Methode der Knieuntersuchung ablaufen.

Beide Untersuchungsmethoden, sowohl das Röntgen als auch die Magnetresonanz können auch nach Kontrastmittelgabe in das Kniegelenk durchgeführt werden: Das Röntgen heißt dann Arthrographie, die Magnetresonanz Arthro-MR.

Beide Untersuchungen bleiben sehr speziellen medizinischen Sonderfällen vorbehalten. Das Einbringen des Kontrastmittels ins Knie ist relativ schmerzhaft. Aufgrund der Notwendigkeit Luft beizumischen ist es auch nicht ungefährlich (Infektionsgefahr).

Weitere bildgebende Verfahren

Die Computertomographie (CT) nimmt das Kniegelenk schichtweise mittels Röntgenstrahlen auf, deren Dosis deutlich höher ist, als bei normalen Röntgenuntersuchungen. Die CT ist ein Vorläufer der MRT und bis auf wenige Anlässe (Indikationen) bei der Kniediagnostik entbehrlich.

Die Szinthigraphie ist eine nuklearmedizinische Untersuchungsmethode. Dem Patienten wird ein schwach radioaktives Mittel in die Vene gespritzt, das sich bei verschiedenen Erkrankungen verschieden stark im Knie anreichert.

Die Auswertung erfolgt mit Hilfe von Farbdiagrammen. Degenerative, entzündliche und tumoröse Erkrankungen lassen sich mit dieser Methode feststellen. Wertvolle Dienste leistet die Szinthigraphie auch bei der Frage, ob künstliche Kniegelenke (Knieendoprothesen-KTEP) gelockert werden sollen, wenn diese mindestens ein Jahr oder länger implantiert waren.

Die Ultraschall-Untersuchung (Sonographie) spielt nur bei der Beurteilung der Kniekehle eine gewisse Rolle, da mit dieser Methode nur Weichteile untersucht werden können.

Labor

Zur umfassenden Kniediagnostik gehört auch die Blut- und Harnuntersuchung. Das komplette Blutbild weist bei erhöhter Anzahl weißer Blutkörperchen (Leukozyten) auf eine Entzündung hin. Bei Gicht ist der Harnsäurewert erhöht.

Erhöhte Rheumafaktoren können auf eine Erkrankung aus dem rheumatischen Formenkreis oder auf sonstige Entzündungen hindeuten.

Die häufig vorkommende Kniegelenkabnützung (Arthrose) zeigt im Labor keine Auffälligkeiten. Diabetiker (Blutzuckerkranke) mit stark erhöhten Blutzuckerwerten leiden häufig an fortgeschrittener Gefäßschädigung.

Als Folge davon tritt im Verletzungs- oder Operationsfall eine Anfälligkeit für Infektionen verbunden mit schlechterer Wundheilung auf. Außerdem entwickelt sich hier die Abnützungskrankheit (Arthrose) schneller.

Bei unklaren Beschwerden kann es notwendig sein, auf (abgelaufene) Infektionen mit Borrelien, auf sexuell übertragbare Krankheiten oder auf Tropenkrankheiten zu prüfen (siehe entzündliche Krankheiten).

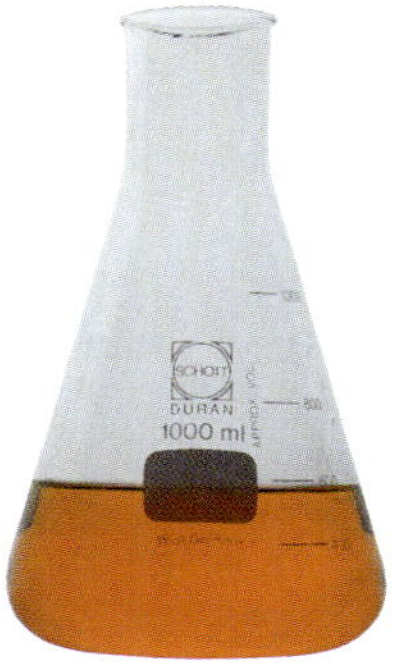

Welche Behandlungen kommen am Kniegelenk zur Anwendung?

Konservative Therapie

1. Salben, Gele, Cremes, Lotionen und »Hausmittel«: Einreibungen, Umschläge mit Eis, Topfen oder Kohlblättern

Durch das Aufbringen von Wirkstoffen oder Medikamenten, die in einer Trägermasse gelöst, emulgiert oder dieser beigemischt sind, wird versucht, positive Effekte im Gelenk zu erreichen.

Die Salben wirken durch Wasserverdunstung kühlend oder durch Erweiterung der Hautgefäße wärmend.

Den meisten Salben sind zusätzlich entzündungshemmende oder antirheumatische Medikamente beigesetzt, die eine gewisse Tiefenwirkung haben. Salben und Hausmittel sind vielen Patienten leicht zugänglich und deswegen die Behandlung erster Wahl.

Obwohl man wenig falsch machen kann, gibt es doch Regeln, die beachtet werden sollten:

Kniegelenke mit akuten Entzündungen oder nach Unfällen bedürfen des Reizabbaus. Man behandelt sie mit Kälte und indem man sie ruhig stellt: Eispackungen helfen nach Unfällen (eigentlich schon eine physikalische Behandlung) die Schwellung zu lindern. Umschläge mit kaltem, fettem Topfen oder mit Kohlblättern wirken bei schmerzhafter Kniegelenkabnützung (aktivierter Arthrose) entzündungshemmend. Kühlende, bei Blutergüssen auch heparinhaltige Gele können ebenfalls verwendet werden.

Stark brennende und schwefelhaltige Salben und Gele dürfen bei geröteten und

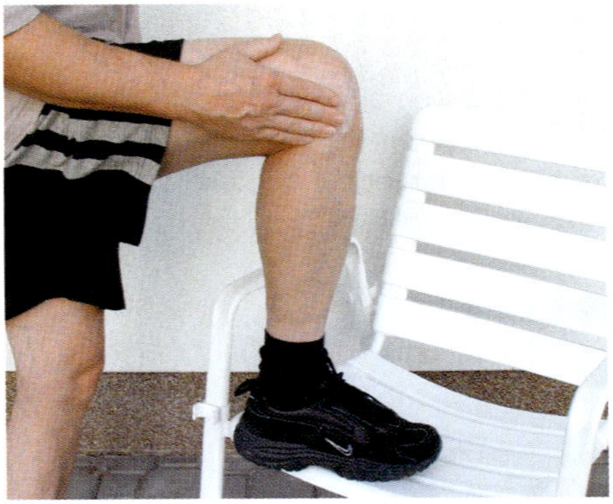

stark hitzenden (akut entzündeten) Kniegelenken nicht aufgetragen werden!

Ihr Anwendungsgebiet ist die immer wiederkehrende, lang andauernde (chronische), degenerative Kniegelenkerkrankung mit nur geringer Überwärmung und mäßiger Schwellung.

Bei chronischen Gelenkerkrankungen können auch Einreibemittel (Lotionen, Rubrimente) angewendet werden.

Sie enthalten meist Menthol und andere ätherische Öle und wirken dadurch auf die Haut stark gefäßerweiternd (durchblutungsfördernd).

2. Bandagen, Schienen (Orthesen), Gummistrümpfe, Kompressionsstrümpfe (Stützstrümpfe), Tapeverbände

Der Handel bietet eine unüberschaubare Fülle an Kniestrümpfen und Kniebandagen an. Diesen Hilfsmitteln wird ein 2facher Wirkungsmechanismus nachgesagt: Die kräftigeren Bandagen haben eine tatsächliche, wenn auch oft überschätzte Stützwirkung für das Kniegelenk. Sie stimulieren aber – durch Druck auf die Hautrezeptoren – die Anspannung der kniestabilisierenden Muskulatur und verhindern so abnorme Mikrobewegungen und damit auch Schmerzen. Der Patient hat das Gefühl erhöhter Stabilität im Kniegelenk.

Manche Kniebandagen besitzen einen eingearbeiteten Wulst (Pelotte) um die Kniescheibe. Sie sind besonders bei Knorpelerkrankungen an der Kniescheibenrückfläche geeignet. Nach Unfällen oder Operationen werden Kunststoffschienen mit eingebauten seitlichen Gelenken verwendet. Unter der Kunststofforthese sollte unbedingt ein Gummistrumpf getragen werden. Generell gilt: Das Hilfsmittel wird beim Gehen getragen, beim Sitzen oder Liegen wird es abgelegt, weil es zum Blutstau und zu Schwellungen im Unterschenkelbereich kommen könnte.

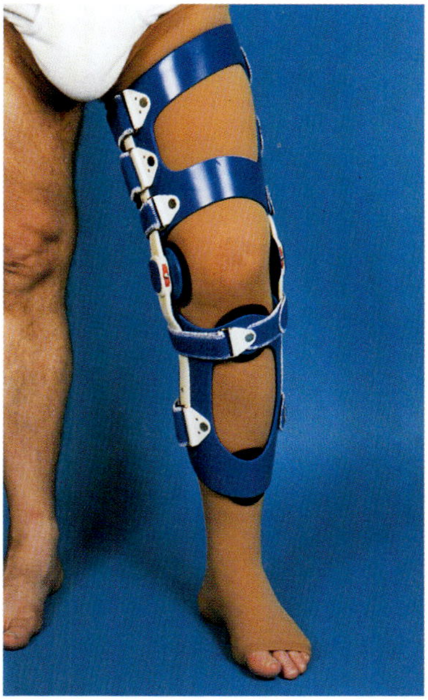

Kunststofforthese (Brace) nach Kreuzbandoperationen, darunter Oberschenkelstützstrümpfe Kompressionsklasse IV, damit unter der Schiene (in den Fenstern) keine Schwellungen entstehen.

Gummistrümpfe werden in 4 verschiedenen Kompressionsklassen angeboten. Ihr Zweck ist es, durch äußeren Druck auf das

Bein eventuelle Krampfadern auszupressen beziehungsweise diese erst gar nicht entstehen zu lassen. Die Muskelpumpe wird in ihrer blut- und lymphzirkulierenden Funktion unterstützt.

Besonders wichtig sind sie in der postoperativen Thromboseprophylaxe.

Tapeverbände dienen als Stütze und zur Entlastung für einen beschränkten Zeitraum z. B. für die Dauer eines Fußballspieles. Sie können auch einige Tage lang belassen werden. Tapeverbände werden vorwiegend bei Sportlern eingesetzt. Sie bestehen aus halbelastischen Klebeverbänden, die mit nicht elastischen Klebestreifen verstärkt werden.

Die Vorteile dieser Verbände sind: Sie rutschen nicht, werden individuell angefertigt und berücksichtigen das besondere Problem des Sportlers. Durch unterschiedliches Anbringen der nichtelastischen Verstärkungsstreifen können sie bei unterschiedlichen Problemen z. B. Kniescheibenleiden oder Bandinstabilität eingesetzt werden.

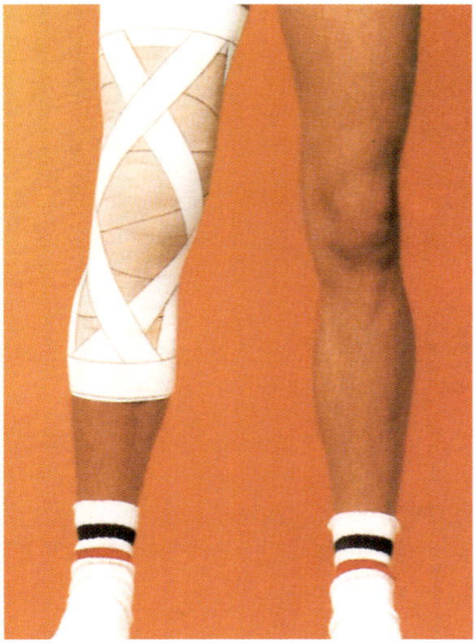

Tapeverband

3. Physikalische Behandlung

Bei dieser Therapieform werden ebenfalls äußere Reize mit dem Ziel eingesetzt, günstige Wirkungen auf bestimmte Organe oder Gewebe zu erreichen. Die physikalische Medizin umfasst eine große Bandbreite verschiedener Behandlungsarten.

Folgende Behandlungen werden am Knie angewendet:

Strom

Schon 1791 fand Galvani heraus, dass ein Muskel auf Reiz durch Gleichstrom mit einer Kontraktion (Anspannung) antwortet. Die Reizstromtherapie wurde nach ihm »Galvanisation« genannt.

Sie hat eine schmerzlindernde Wirkung auf sensible Nerven und wirkt gefäßerweiternd. Die Anwendung erfolgt am Knie über Plattenelektroden. Bei Gleichstrom und niederfrequentem Wechselstrom wird die Stromstärke langsam gesteigert, die Behandlung darf nicht als unangenehm empfunden werden.

Als Variante gibt es auch die Möglichkeit, die Galvanisation unter Wasser anzuwenden: beim »Vierzellenbad« befinden sich Hände und Füße in 4 nichtleitenden Wasserbehältern, an denen je ein Plus- und ein Minus-Pol angeschlossen sind. Beim »Stangerbad« liegt der Patient in einer stromdurchfluteten Badewanne. Diese Behandlungen werden bei rheumatischen und degenerativen Beschwerden mehrerer Gelenke angewendet.

Wird der Strom als kurz andauernder Gleichstromimpuls an- und abschwellender Intensität verabreicht, nennt man die Behandlung Impulsgalvanisation.

Der Schwellstrom dient der Muskelkräftigung. Mit Iontophorese (Einführung von Ionen mit Hilfe des galvanischen Stroms durch die Haut) werden schmerzstillende und entzündungshemmende Medikamente ins Gelenk transportiert.

Hochfrequente Ströme (Dezimeterwelle, Mikrowelle) eignen sich besonders gut für die Schmerzbehandlung. Sie erwärmen das Gewebe in der Tiefe. Da die subjektive Wärmeempfindung bei diesen Strömen kein ausreichendes Warnsignal ist, muss die Dosiseinstellung besonders genau erfolgen.

Die Dosis betreffend gilt allgemein: Bei akuten Prozessen wird kurz und niedrig, bei chronischen länger und höher dosiert.

Bei Patienten mit Metallimplantaten (Platten, Marknägeln, Endoprothesen etc.) darf nur Wechselstrom verwendet werden, da sich das Metall sonst sehr stark erhitzen könnte.

Bei Trägern eines Herzschrittmachers ist ebenfalls Vorsicht geboten.

Ultraschall

Ein Schallgeber (Schallkopf) löst mechanische Schwingungen aus, die jenseits der Hörgrenze liegen und insbesondere Grenzschichten – Knochen, Weichteil, Gefäß, Bindegewebe – stark erwärmen. Ultraschall wirkt außerdem krampflösend und führt eine Mikromassage des Gewebes durch. Auch hier gilt die Regel: Im akuten Stadium wird kurz und nieder dosiert. Im chronischen Stadium, in dem stärkere Reize gesetzt werden sollen, wird länger und höher dosiert.

Magnetfeld

Diese vielerorts als neue Wunderbehandlung gepriesene Therapie ist eine relativ alte Methode, die schon seit langem, zum Beispiel bei der Behandlung schlecht heilender Knochenbrüche oder Knochenoperationen, eingesetzt wird.

Seit neuestem wird diese Methode aber vom Kurzentrum bis zum Friseurgeschäft für jede nur erdenkliche Krankheit und Befindlichkeitsstörung angeboten.

Die gegen Arthrose und andere Leiden eingesetzten Matten, Kissen und Spulen basieren auf dem reflextherapeutischen Prinzip: Das Magnetfeld setzt Reize, welche gestörte Regelkreise normalisieren sollen.

Manche Patienten reagieren durchaus positiv, andere spüren keine Veränderung, bei manchen tritt sogar eine Verschlechterung ihrer Beschwerden ein.

Mein Tipp: Vor dem geplanten Kauf das Gerät mehrfach ausprobieren! Die Geräte kosten zwischen 1.500 und 2.800 Euro (wobei die billigeren Heimgeräte von manchen als unwirksam erachtet werden!). Keine Kostenübernahme seitens der Krankenkassen.

PST, Pulsierende Signaltherapie (pulsierendes Magnetfeld)

Diese Behandlung beruht ebenfalls auf elektromagnetischen Wellen, die in ihrer Intensität auf- und abschwellen und das natürliche Signalmuster des Gelenkknorpels nachahmen sollen. Die Therapie verspricht eine Regeneration des Knorpels im Kniegelenk. Die Behandlungsdauer beträgt pro Sitzung eine Stunde an neun bis zwölf aufeinander folgenden Werktagen.

Die Erfolgsrate liegt angeblich bei 70 %. Die Kosten für diese Behandlung liegen bei etwa 700 Euro für neun Sitzungen, sie werden durch die Krankenkassen nicht übernommen.

Heilgymnastik

Die Anleitung zur aktiven Bewegung und Kräftigung sowie zur passiven Muskel- und Gelenkdehnung ist aus der Behandlung erkrankter, unfallgeschädigter und operierter Kniegelenke nicht mehr wegzudenken. Bei der Behandlung des Kniegelenkes ist das reine Beugen und Strecken nur der Anfang, später müssen Muskulatur und Gelenke des gesamten Beines durch Komplexbewegungen trainiert werden. Kniebehandlung bedeutet auch Gangschulung, Koordinationstraining und sogar Rumpf- und Schulterkräftigung. Die Therapie sollte anfangs einzeln erfolgen. Später, wenn der Patient nur noch geringe Defizite aufweist, kann eine Behandlung in einer kleinen Gruppe von Leidensgenossen motivierender und effizienter sein.

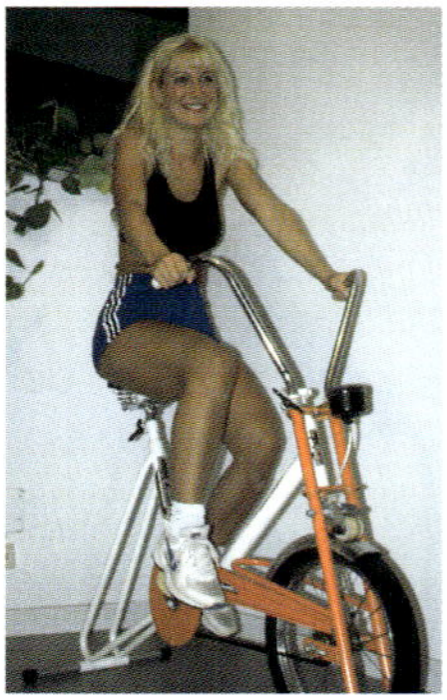

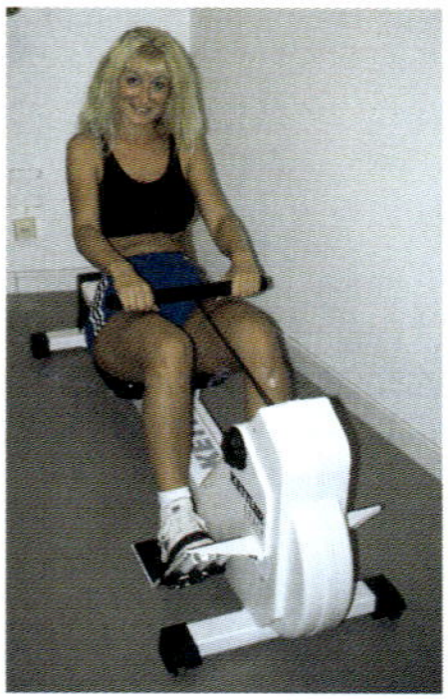

Standfahrrad (links): wenig Kniebelastung.

Rudergerät (rechts): mäßige Kniebelastung, guter Muskelaufbau möglich.

Aktive Übungen werden mit der Muskelkraft des Patienten durchgeführt und dienen sowohl der Muskelkräftigung als auch der Steigerung der Gelenkbeweglichkeit.– Passive Übungen werden durch den Therapeuten oder mittels einer durch Elektromotor betriebenen Übungsmaschine (CPM-controlled passive motion, Motorschiene) durchgeführt. Sie steigern die Beweglichkeit des Gelenkes und verbessern durch Durchwalkung des Gelenkknorpels seine Ernährung.

CPM wird besonders nach Operationen im Krankenhaus eingesetzt und nach Entlassung des Patienten günstigerweise zu Hause fortgesetzt. Die Motorschienen können über Verleihfirmen bezogen werden.

Bei isometrischen Übungen erfolgt keine Bewegung des Gelenks, dafür eine gleichzeitige Anspannung von Beuger und Strecker. Sie üben den stärksten Reiz auf den Muskelstoffwechsel aus und eignen sich besonders zur Kräftigung nach Ruhigstellungen oder Operationen.

Die Heilgymnastik wird durch mannigfaltige physiotherapeutische Hilfsmittel unterstützt.

Die Bandbreite reicht hier vom einfachen Übungsband (Theraband, Sportcord) über das Standfahrrad, die Sprossenwand, das Schaukelbrett und den Therapiekreisel bis hin zu kompliziert aufgebauten Trainingsmaschinen (Ergometer, Cybex).

Licht und Laser

Die Lichttherapie ist eine der ältesten Behandlungsformen überhaupt. Die Ägypter nahmen bereits Sonnenbäder und schon Hippokrates beschrieb die heilende Wirkung der Sonne. Im alten Rom waren Solarien weit verbreitet. — Die moderne Medizin verwendet am Knie langwelliges, unsichtbares Infrarotlicht, das das Gewebe erwärmt. Die Indikation beschränkt sich allerdings auf kurz dauernde Bestrahlungen (5 – 10 Minuten) bei chronisch-degenerativen Knieerkrankungen.

Eine relativ neue Behandlungsform ist die Lasertherapie. Die theoretischen Grundlagen des Lasers erforschte Albert Einstein 1917. Erst 1960 gelang es aber, ein Lasergerät zu bauen. Medizinisch wurde der Laser bereits 1961 auf dem Gebiet der Augenheilkunde eingesetzt. In der Orthopädie wird der Laser erst seit den 80er-Jahren eingesetzt. Das Laserlicht zeichnet sich durch 3 Eigenschaften aus: Die Lichtstrahlen verlaufen absolut parallel, sodass auch auf große Entfernungen der Durchmesser des Strahls nicht zunimmt (Kollimation). Die Lichtwellen sind räumlich und zeitlich exakt im gleichen Takt (Kohärenz). Alle Wellenzüge haben exakt die gleiche Wellenlänge, Frequenz und Energie (Monochromasie).

Je nach Art und Intensität der Strahlung gibt es Geräte, die entweder als Operationsinstrument (Powerlaser) oder zur Bestrahlung eingesetzt werden (Soft- und Midlaser).

Zur orthopädisch-physikalischen Punkt- oder Flächenbestrahlung werden Infrarotlaser in Verbindung mit Helium-Neon-Lasern eingesetzt.

Sie wirken durch Biostimulation: Laser aktiviert den Stoffwechsel in der Zelle, stimuliert die Immunabwehr, hemmt Entzündungsvorgänge und beschleunigt die Wundheilung. Dadurch wirkt er schmerzstillend.

Die Bestrahlungsdauer variiert zwischen 10 und 20 Minuten.

Hydrotherapie (Unterwasserbehandlung), Thermotherapie (Kälte-Wärme), Peloide (Packungen), Balneotherapie (Kurortbehandlung), Rehabilitation

Durch den Auftrieb beträgt das Gewicht des Menschen im Süßwasser etwa nur ein Zehntel, in 3%igem Salzwasser ist der Mensch nahezu »gewichtslos«.

In Abhängigkeit von der Eintauchtiefe führt Wasser zur Änderung des Gewebsinnendruckes. Die Temperatur des Wassers beeinflusst die Gewebsdurchblutung. Zusätzliche Reize können mit Wellbädern, Wirbelbädern, Güssen und Strahl-Behandlungen gesetzt werden.

Im Wasser können Bewegungsabläufe trainiert werden, die aufgrund des Schwerpunktes und der Schwerkraft an der Luft nicht möglich wären.

Packungen aus Moor, Schlamm, Torf, Fango und Ähnlichem haben als Wärmeträger bestenfalls an der knienahen Muskulatur ihre Berechtigung, nicht aber am Knie selbst!

Kältepackungen wirken entzündungshemmend. Nasskalte Wickel und Alkoholdunstumschläge wirken bei akuten Gelenkprozessen durch Verdunstung kühlend und entzündungshemmend.

Nach schweren Kniegelenkoperationen (z. B. bei künstlichem Gleitflächenersatz) ist ein nahtloser Übergang ins alltägliche Leben manchmal schwierig, sodass hier einem Rehabilitations- oder Kuraufenthalt große Bedeutung zukommt. Aus psychologischer Sicht ist es wichtig, die Kur mit einem Ortswechsel zu verbinden. Neben der Fortsetzung und Verfeinerung der heilgymnastischen Maßnahmen gelingt es gerade in Kurorten leichter, eine Diät einzuhalten und abzunehmen.

Massage, Lymphdrainage

Die Massage ist eine Form der Reiz- oder Reflextherapie. Durch Streichen, Reiben, Klopfen, Kneten und Schütteln werden Reize auf Rezeptoren (= reizaufnehmende Zellen) in der Haut, in Sehnen, Gelenkkapseln und Muskeln ausgeübt und von dort über die Nerven zum Rückenmark und zum Gehirn transportiert. Dort, in der Zentrale des Organismus, werden diese Informationen zu Befehlen verarbeitet und über die Nervenbahnen in Gegenrichtung an die Peripherie geschickt. Diese Befehle verändern die Hautdurchblutung, die Spannung der Sehnen und Gelenkkapseln sowie den Muskeltonus und die Gelenkstellung. Die Massage macht sich (wie jede Reflextherapie) diese Zustandsänderung zunutze und versucht von der Oberfläche aus auf tiefer liegende Strukturen positiv einzuwirken. Das Kniegelenk selbst soll nicht massiert werden, dafür aber die angrenzende Muskulatur.

Eine besondere Form der Massage ist die Lymphdrainage, eine manuelle Therapie bei mangelndem Abtransport von Flüssigkeit aus dem Gewebe. Bei dieser Behandlungsform wird die Stauung mit kreisförmig-pumpenden Bewegungen bei an- und absteigendem Druck über das Lymph- und Venensystem entleert.

Diese Behandlung sollte auch das gesunde Bein einschließen (Sogwirkung) und mindestens 30 Minuten dauern. Sie eignet sich besonders bei Knie- und Beinschwellungen nach Unfällen und Operationen.

4. Akupunktur

Diese alte chinesische Heilmethode hat längst Eingang in die moderne westliche Medizin gefunden.

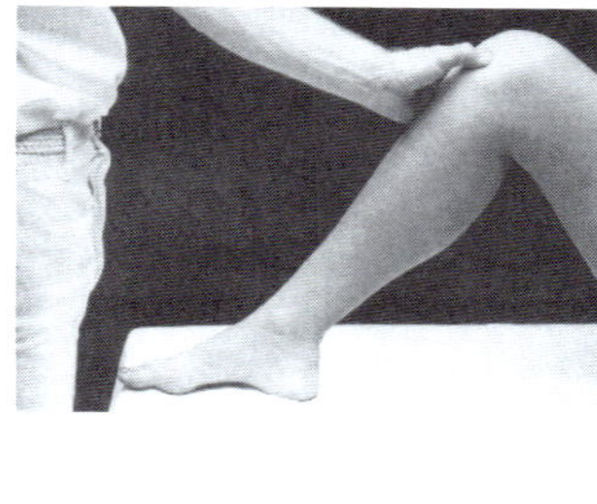

Friktion des Kniegelenkspaltes

Durch Stimulation von Lokal- und von auf Meridianen liegenden Fernpunkten sollen gestörte Muskel- und Gelenkfunktionen wieder normalisiert und damit schmerzfrei werden. Die Stimulation erfolgt durch Nadeln, Laser oder durch Fingerdruck (Akupressur).

5. Medikamente

Medikamente, die bei Kniegelenkerkrankungen eingesetzt werden, verfolgen in der Regel 3 Ziele: Entzündungshemmung, Schmerzbekämpfung und Knorpelaufbau.

NSAR – nicht steroidale (nicht kortisonhaltige) Antirheumatika (Medikamente gegen Rheumatismus)

Da rheumatische Erkrankungen sehr viele Menschen betreffen, werden von den pharmazeutischen Firmen große Anstrengungen unternommen, Medikamente zu finden, die bei bestmöglicher Wirkung möglichst wenige Nebenwirkungen aufweisen. NSAR basieren, wie der Name schon sagt, nicht auf Kortison.

Medikamente wie Aspirin, Voltaren, Brufen, Rheutrop, Parkemed, Xeto, Vioxx und viele andere verlangsamen die gesteigerten Stoffwechselvorgänge in der Zelle, dichten kleinste Gefäße ab und verhindern die Freisetzung von zellgiftigen Fermenten.

Sie wirken dadurch (jedes einzelne Medikament in unterschiedlichem Ausmaß) schmerzstillend, fiebersenkend und entzündungshemmend. Leider weisen alle diese Medikamente auch unerwünschte

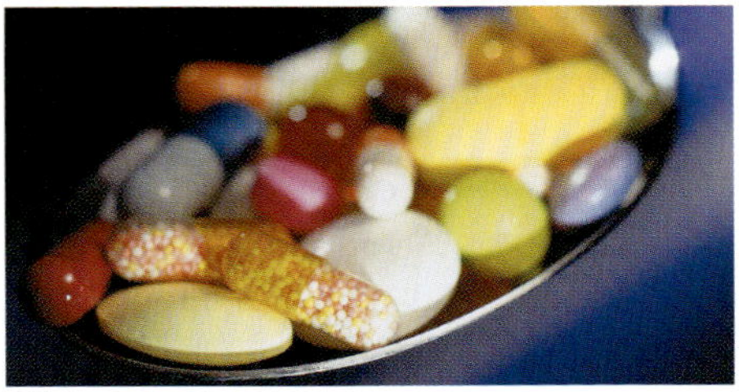

Wirkungen auf. Besonders bei hoch dosierter und lang dauernder Therapie können Magen-Darm-Blutungen, Geschwüre, Bluthochdruck, Leberschäden, Blutbildungsstörungen und auch Asthma auftreten.

Trotzdem sind diese Medikamente, vom Arzt verordnet, vernünftig dosiert und nicht zu lange eingenommen, wichtige Maßnahmen bei der Behandlung von akuten und (akut gewordenen) chronischen abnützungsbedingten und rheumatischen Kniegelenkerkrankungen.

Noch ein Wort zur Acetylsalicylsäure (Aspirin): Neben der allgemein bekannten Wirkung gegen Grippe und Fieber ist sie stark entzündungshemmend und schmerzstillend. 500 mg entsprechen in der Schmerztherapie der Wirkung von 10 mg Morphin. Aspirin ist in vielen Haushalten verfügbar, wirkt rasch und zuverlässig und ist ein sehr wertvolles Medikament.

Übersteigt die Tagesdosis 2 g nicht, ist auch nicht mit Nebenwirkungen zu rechnen. Keine längere Einnahme ohne den Arzt zu fragen!

In geringen Dosen von 50 mg bis 100 mg (Thrombo-ASS) schützt Acetylsalicylsäure vor Blutgerinnseln (Thrombosen).

NSAR lassen sich auch sehr gut als Infusion (in die Vene) verabreichen und können dabei mit anderen Medikamenten (Vitaminen, Schmerzmitteln, durchblutungsfördernden Mitteln) gemischt werden. Mischungen von NSAR mit Kortisonpräparaten sind außerordentlich gut und rasch wirksam, werden aber nur bei schwersten, akuten Knieschmerzen eingesetzt. Die rote Ambenespritze ist mit dieser Kombination gefüllt.

Kortison

Schon das Wort Kortison verursacht bei Patienten gewöhnlich starkes Unbehagen. Dabei sind Kortisonpräparate pharmazeutische Imitationen des natürlichen Hormons Glukokortikoid, das in der Nebennierenrinde vorkommt.

Kortison hemmt die Aktivität des Immunsystems und verhindert die Freisetzung von Zellgiften. Dadurch wirkt es antirheumatisch, entzündungshemmend und schmerzstillend.

Kortisonpräparate können erhebliche Nebenwirkungen haben und sind daher ausschließlich auf ärztliche Anordnung einzunehmen.

Sie lösen Blutungen und Geschwüre im Magen-Darm-Trakt aus, steigern den Blutdruck, bewirken Knochenschwund, Zuckerkrankheit, verminderte Infektabwehr, Gefäßschäden, psychische Störungen sowie verminderte Ausscheidung von Wasser und Kochsalz (Cushingsyndrom).

Kortison wird in der Rheuma-Behandlung nur dann eingesetzt, wenn nichtsteroidale Antirheumatika nicht wirksam sind. Bei Langzeitbehandlungen steigt nicht nur die Anfälligkeit für Nebenwirkungen, es hat sich auch gezeigt, dass nach jahrelanger Kortisoneinnahme die entzündungshemmende Wirkung nachlässt und das Fortschreiten der Gelenkzerstörung nicht verhindert werden kann.

Bei akutem Rheumaschub ist ein »Kortisonstoß« sehr wirksam: Die Stoßbehandlung dauert max. drei Wochen und beginnt mit 25 mg Prednisolon pro Tag (oder einem ähnlichen Präparat). Die Dosis wird dann schrittweise herabgesetzt (z. B. alle 3 Tage halbiert).

Die systemische Gabe (in Form von Tabletten oder Injektionen von Kortison in den Gesäßmuskel) steht in der Behandlung von entzündlichen Kniegelenkerkrankungen im Hintergrund, aber als Lokaltherapeutikum (Infiltrationen und Gelenkinjektionen) ist es unverzichtbar. Die dabei verwendeten Lösungen enthalten Kortison in Form kleinster Kristalle, die ihre Wirkung am Ort der Injektion entfalten und den Gesamtorganismus nicht belasten.

Chondroprotektiva (Knorpelschutz- oder Knorpelaufbaumittel)

Präparate wie Gelatinekapseln, homöopathische Mittel oder Chondroitinsulfat werden peroral eingenommen (geschluckt) und haben neben ihrer beträchtlichen psychologischen Wirkung auch einen gewissen Einfluss auf den Gelenkstoffwechsel. Diese Präparate sind nicht in der Lage, den Gelenkknorpel tatsächlich aufzubauen und werden von der Sozialversicherung nicht bezahlt.

6. Gelenkinjektionen, Infiltrationen, Neuraltherapie

Diese Therapien stehen zwar am Ende des Kapitels, sind aber in der Behandlung des schmerzhaften Kniegelenkes, welcher Ursache auch immer, von größter Wichtigkeit.

Bei Gelenkinjektionen werden im akuten, nichtinfektiösen Entzündungsstadium Gemische aus Lokalanästhetika (schmerzstillend) und Kortison ins Kniegelenk eingespritzt. Bei Knorpelschäden und Gelenkabnützungen (Arthrosen) verwendet man mit gutem Erfolg knorpelaufbauende Medikamente: Die aus Hahnenkämmen gewonnene Hyaluronsäure ist nahezu identisch mit Bestandteilen des menschlichen Gelenkknorpels. Sie wird entweder allein oder in Verbindung mit einem Lokalanästhetikum ins Knie eingespritzt – das Medikament heißt Hyalgan.

Auch mit diesem Medikament gelingt es zwar nicht, die Knorpeldicke zu vergrößern, der Knorpel wird aber durch Umstimmung des Gelenkmilieus glatter, geschmeidiger und besser gleitfähig. Durch Normalisierung des Gelenkstoffwechsels über die Beeinflussung der Gelenkinnenhaut und der Gelenkflüssigkeit werden Schmerzen gelindert.

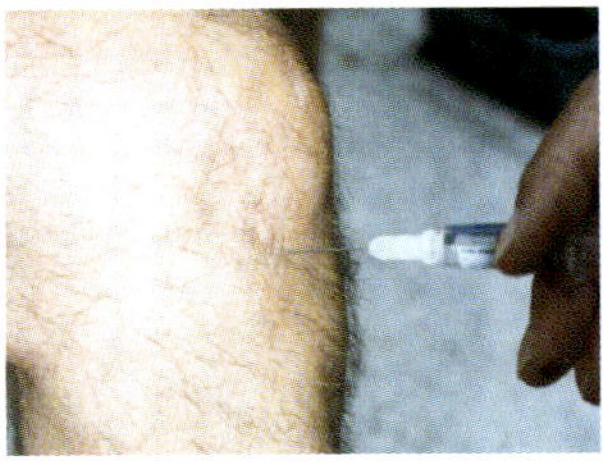

Injektion ins Kniegelenk

Viele Patienten fürchten sich vor einer Injektion direkt ins Gelenk bzw. haben Angst vor einer Infizierung des Kniegelenkes, daher noch eine Bemerkung zur Injektionstechnik: Vor der Injektion erfolgt eine gründliche Desinfektion der Haut. Es werden dünne, aber nicht biegsame Nadeln verwendet.

Unmittelbar nach dem Einstechen wird der aus der Haut ausgestanzte Gewebszylinder ausgespritzt. So wird die Infektionsgefahr minimiert. Wird die Nadel nun rasch und sicher ins Gelenkinnere geführt und wurde dem Lokalanästhetikum nicht zu viel Kortison beigemischt, ist die Injektion weitgehend gefahrlos und wenig schmerzhaft.

Bei der Infiltration wird (meist zusätzlich zur Gelenkinjektion) ein Lokalanästhetikum mit oder ohne Kortisonzusatz an die Stellen des größten Schmerzes (so genannte Triggerpunkte) eingebracht. Dies können Bandansätze, Muskelansätze oder Maximalpunkte im Bereich der Gelenkkapsel sein. Das Lokalanästhetikum wirkt dabei nicht nur – wie beim Zahnarzt – einige Stunden, sondern aufgrund von Stimulation innerer Regelkreise wesentlich länger.

Die Neuraltherapie geht von der Annahme aus, dass durch Segmenttherapie und Ausschaltung von Störfeldern normale Funktionen und Schmerzfreiheit wieder herzustellen sind. Segmente (Orte der Erkrankung) und Störfelder (z. B. Narben oder eitrige Zähne) werden durch Injektion von Lokalanästhetika (z. B. Xyloneural) behandelt. Ist die Behandlung erfolgreich, verschwindet der Schmerz in der

Sekunde der Injektion (= Sekunden-Phänomen). Die Neuraltherapie versteht sich als ganzheitliche Regulationstherapie.

Am Knie wird eine Gelenkinjektion durchgeführt. Zusätzlich werden rund um das Knie Quaddeln (kleinste Haut-Depots) gesetzt und evtl. werden zum Kniegelenk führende Nerven umspritzt.

Orthokintherapie

Diese Behandlung schaltet knorpelzerstörende Entzündungsvorgänge, wie sie bei der Arthrose im Gelenk vorkommen, durch Injektionen körpereigener Entzündungsblocker in das betroffene Kniegelenk aus.

Es werden dem Patienten 60 Millimeter Blut aus einer Armvene entnommen. Im Speziallabor wird aus dem Blut das körpereigene Protein (Eiweißstoff) Interleukin 1-Antagonist gewonnen und angereichert. Dieser Vorgang dauert ca. 10 Tage, wobei der Entzündungshemmer auf sechs bis acht Injektionen aufgeteilt wird. Dem Patienten werden dann 1- bis 2-mal pro Woche die 2 ml großen Injektionen in das Kniegelenk verabreicht.

Die Besserung oder sogar Schmerzfreiheit kann bereits bald nach der ersten Injektion oder erst nach etwa sechs Wochen nach Behandlungsbeginn auftreten und zwischen sechs Monaten und zwei Jahren andauern.

Mehr als 70 % der Patienten profitieren von dieser Behandlung. Die Kosten betragen 1.690 Euro, sie werden von den Krankenkassen derzeit nicht übernommen.

Welche konservative Behandlung auch zum Einsatz kommt, sie verfolgt 2 Ziele:

1. Entzündungshemmung und Stoffwechselverbesserung in der Kniegelenkhöhle
2. Umstimmung und Normalisierung gestörter Funktionen durch positiven Eingriff in gestörte Regelkreise durch das Setzen von Reizen und Stimulieren von Rezeptoren.

Operative Therapie

Gelingt es durch konservative Maßnahmen nicht, ein Kniegelenk funktionstüchtig und schmerzfrei zu machen, müssen operative Maßnahmen überlegt werden. Manchmal zwingen Unfälle oder Erkrankungen, die für konservative Behandlungen nicht zugänglich sind, zur Operation. Die Bandbreite der Kniegelenkoperationen ist groß und reicht von Kleinigkeiten, z. B. der Entfernung gutartiger Geschwülste des Fett- oder Bindegewebes über arthroskopische Eingriffe verschiedener Schweregrade (mittels Gelenkspiegelung) bis zu aufwendigen Operationen wie den totalen Kniegelenkersatz.

Narkosefreigabe, Untersuchung durch Facharzt für innere Medizin

Die meisten Knieoperationen werden in Vollnarkose oder in Spinalanästhesie (dem so genannten »Kreuzstich«) durchgeführt. Obwohl beide Verfahren heutzutage bereits sehr schonend sind und den Patienten nicht allzu sehr belasten, ist vor der Operation eine genaue Untersuchung und schriftliche Freigabe durch den Facharzt für innere Medizin notwendig, zumal viele Patienten, die sich einer Knieoperation unterziehen müssen, bereits ein hohes Lebensalter und eine umfangreiche Krankengeschichte aufweisen. Wenn es sich nicht um eine akut notwendige Operation handelt, ist es am besten, Sie suchen den Facharzt für innere Medizin ca. 4 Wochen vor dem geplanten Eingriff auf. Er wird Ihr Herz, Ihren Blutdruck, Ihren Stoffwechsel (Blutzucker, Cholesterin, Harnsäure, Nieren- und Leberfunktion) untersuchen und Sie, falls irgendwelche Erkrankungen vorliegen, behandeln. Jedenfalls werden Sie optimal auf die Operation vorbereitet.

Im Krankenhaus ist es die Aufgabe des Internisten alle Maßnahmen zu setzen, dass die Operation und die postoperative Rehabilitation reibungslos und komplikationsfrei verlaufen. Falls notwendig, wird der Kreislauf mit Hilfe von Medikamenten gestützt, Ihr Magen geschützt (Operationsstress) und in jedem Fall wird das Thromboserisiko durch Injektionen minimiert (Heparin). Zur internistischen Vorbereitung gehört es auch festzustellen, ob Infekte und Entzündungsherde vor der Operation ausgeheilt sind. Aspirin und aspirinähnliche Medikamente, die heute häufig zur besseren Durchblutung des Herzens und des Gehirns verabreicht werden, müssen mindestens eine Woche vor der Operation abgesetzt werden, weil sie zu höherem Blutverlust führen könnten.

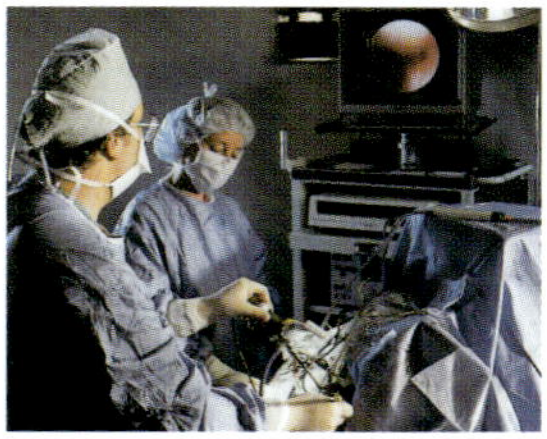

Arthroskopische Knieoperation

Die Antibabypille muss 4 Wochen vor der geplanten Operation abgesetzt werden, weil auch die niedrig dosierten Pillen das Thromboserisiko (Verstopfung einer Beinvene durch ein Blutgerinnsel = Thrombus) deutlich erhöhen. Wie wichtig eine adäquate Thromboseprophylaxe nach Knieoperationen ist, sehen Sie an der Tatsache, dass bei Knietotalendoprothesen antithrombotisch unbehandelte Patienten in 65 % der Fälle Thrombosen erleiden, dass aber die Heparin-Injektion das Risiko auf 19 % senkt. Bei arthroskopischen Operationen erleiden unbehandelt 16,5 % der Patienten Thrombosen – also viel zu viele! Bei der Behandlung mit Heparin-Injektionen sinkt die Rate auf unter 2 %!

Anästhesie, Narkose

Der Facharzt für Anästhesie und allgemeine Intensivmedizin (Anästhesist, Narkosearzt) sichtet im Rahmen des Narkosegespräches alle relevanten Befunde und wählt das optimale Narkoseverfahren, das Operationen ohne Schmerzempfindung ermöglicht.

Folgende Arten der Anästhesie erweisen sich bei Kniegelenkoperationen als sinnvoll: Unter Allgemeinanästhesie oder Narkose wird ein schlafähnlicher Zustand verstanden. Die Patienten werden mit Medikamenten in Tiefschlaf versetzt und bekommen zusätzlich stark schmerzlindernde Substanzen verabreicht. Kreislauf und Atmung des Patienten werden vom Anästhesisten überwacht und gesteuert. Bei längeren Eingriffen wird ein Beatmungsschlauch verwendet, bei kurzen Eingriffen (Arthroskopie) genügt die Sauerstoffgabe über eine Beatmungsmaske.

Dem gegenüber stehen verschiedene Regionalanästhesie-Verfahren. Darunter versteht man ganz allgemein eine Schmerzausschaltung in bestimmten Körperarealen. Der Patient ist dabei wach.

Für Knieoperationen kommen die so genannte Epidural- und die Spinalanästhesie in Frage. Dabei wird das Betäubungsmittel direkt in den Wirbelkanal eingebracht. Die Beine werden warm und gefühllos, sie können aber nicht bewegt werden.

Achtung:

6 Stunden vor jeder Anästhesie darf nichts mehr gegessen und getrunken werden. Ausnahme: Die Vorbereitungstablette mit einem Schluck Wasser.

Am Operationstag dürfen Sie nicht rauchen, besser wäre es auch am Tag vor der Operation nicht mehr zu rauchen!

Wenn Sie morgens Medikamente einnehmen müssen, sagen Sie dies bitte dem Narkosearzt im Rahmen des Anästhesiegespräches.

Bei ambulanten Eingriffen in Vollnarkose sind folgende Verhaltensregeln zur Sicherheit des Patienten einzuhalten:

Der Eingriff und die Nachwirkungen von Medikamenten und Betäubungsmitteln können vorübergehend die Reaktionsfähigkeit des Betroffenen herabsetzen. Innerhalb von 24 Stunden nach dem Eingriff sollte der Patient nicht ohne Begleitperson am Straßenverkehr teilnehmen und keinesfalls selbst ein Fahrzeug steuern. Es darf nicht mit oder an gefährlichen Maschinen gearbeitet werden. Es soll kein Sport betrieben werden. Bitte nur die verordneten Schmerz- oder Beruhigungsmittel nehmen und keinen Alkohol trinken! Keine wichtigen Entscheidungen treffen (z. B. Verträge abschließen, Schecks ausstellen und Ähnliches)! In jedem Fall sollte der Patient von einer erwachsenen Person nach dem Eingriff abgeholt werden. Auch die Betreuung zu Hause sollte für 24 Stunden nach dem Eingriff durch einen Erwachsenen erfolgen. Im Haushalt sollte unbedingt ein Telefon vorhanden sein.

Arthroskopie

Arthroskopie bedeutet Gelenkspiegelung.

Bereits 1918 wurde an der Universität von Tokio die erste Arthroskopie von Prof. Takagi durchgeführt. Wirklich populär wurde diese Methode erst nach 1962 durch Prof. Watanabe, der als Erster einen Meniskus arthroskopisch operierte. In Europa fand die Arthroskopie erst in den 70er- und 80er-Jahren breiteren Zuspruch, als sie sich von der rein diagnostischen zu einer operativen Methode entwickelte.

Folgende Technik wird heute angewendet: Am hängenden, 90 Grad abgewinkelten

Kniegelenk wird mit dem spitzen Skalpell in den beiden Grübchen innerhalb (medial) und außerhalb (lateral) des Kniescheibenbandes (Ligamentum patellae) je ein Zugang (Portal) gelegt. Diese beiden Stellen eignen sich für arthroskopische Zugänge sehr gut, da hier die Verletzungsgefahr von Strukturen im Knie sehr gering ist und sich von diesen Stellen aus, bei geschickter Arthroskopführung, fast das gesamte Knie gut einsehen lässt (Standardzugänge). Ein arthroskopischer Zugang ist in der Regel ca. 4 bis 5 mm breit und reicht von der Haut durch die Gelenkkapsel ins Kniegelenk. Manchmal, insbesondere für schwierigere arthroskopische Operationen, ist es notwendig, zusätzliche Zugänge oberhalb der Kniescheibe oder auch hinter den Oberschenkelrollen anzulegen.

Durch den äußeren Standardzugang wird nun eine 4 mm breite Stahlhülse (Troikar) eingeführt und in diese eine Staboptik mit angeschlossener Kaltlichtquelle eingelegt. Um Sicht im Gelenk zu erhalten, wird das Knie zunächst mit Flüssigkeit gefüllt und dadurch die Gelenkkapsel entfaltet. Während der Arthroskopie wird das Gelenk dauernd gespült.

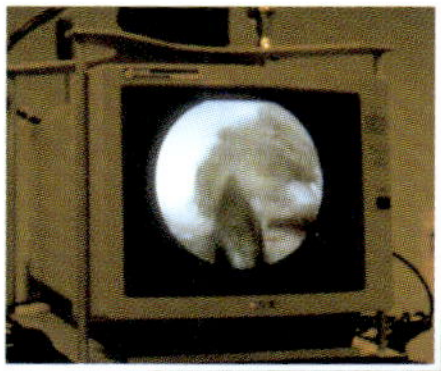

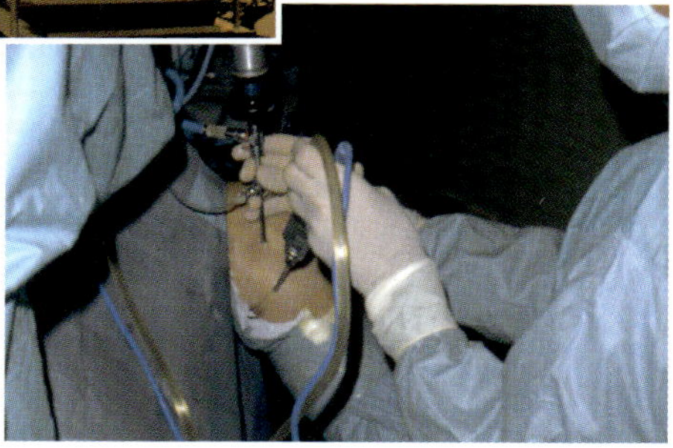

Während einer Kniearthroskopie

Das Bild wird über eine aufgesetzte Minikamera auf einen Monitor übertragen und erlaubt dem Operateur das ganze Kniegelenk einzusehen, gewährt also auch Einblick auf »versteckt« liegende Strukturen, die sich bei einer Gelenköffnung (Arthrotomie) der Beurteilung entziehen. In das innere Portal wird ein Tasthäkchen eingeführt, mit dem der Operateur die einzelnen Strukturen »befühlen« kann und ihre Konsistenz (z. B. die des Gelenkknorpels) oder Festigkeit (z. B. die des Meniskus oder Kreuzbandes) prüfen kann.

Prinzipiell untersucht man, auch bei noch so gut dokumentierter Diagnose vor einer Operation, das gesamte Kniegelenk und prüft auf krankhafte Veränderungen. Jeder von uns arthroskopisch tätigen Operateuren hat nicht erst einmal erlebt, dass die klinische, körperliche Untersuchung des Patienten und technisch einwandfrei hergestellte und befundete MRT-Bilder klar und eindeutig auf eine bestimmte krankhafte Veränderung im Knie hindeuteten. Bei der arthroskopischen Untersuchung zeigte sich eine grundlegend andere Erkrankung im Gelenk, sodass die vor der Operation zurecht gelegte Behandlungsstrategie revidiert und eine andere arthroskopische Operationstechnik angewendet werden musste.

Steht die Diagnose nun fest, wird das Tasthäkchen gegen eine Stanze, eine Zange, ein motorbetriebenes rotierendes Saugmesser, eine Fräse, eine Lasersonde oder

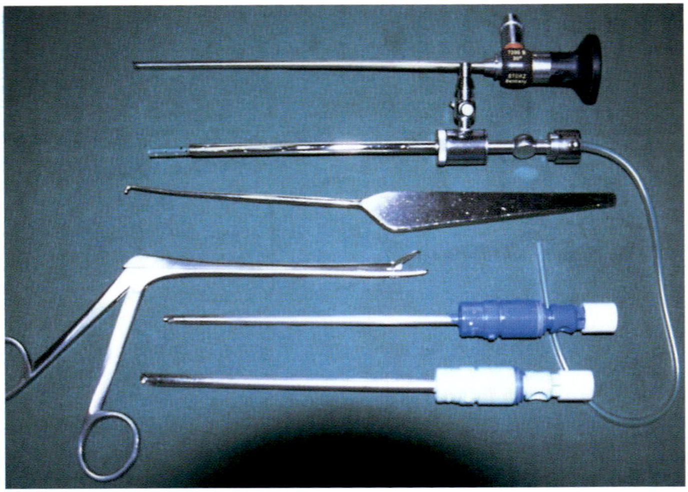

Arthroskopische Standardinstrumente

andere Instrumente ausgetauscht. Aus der diagnostischen wird nun eine operative Arthroskopie.

Alle diese Instrumente und Geräte haben einen Durchmesser von maximal 5 mm. Die Sonde zur Anwendung der Laserenergie ist überhaupt nur 1,5 mm dünn und daher im Gelenk besonders wendig und schonend.

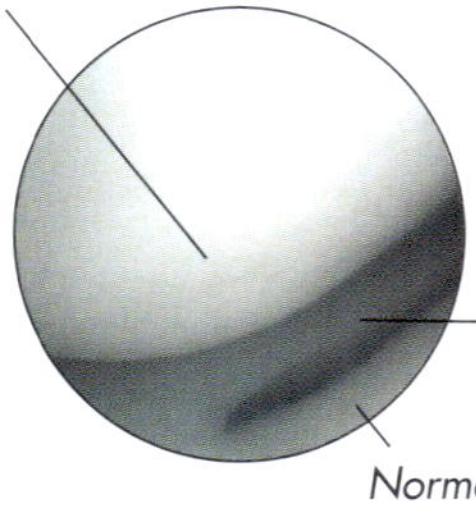

Arthroskopische Ansicht eines normalen Kniegelenkes. Zwischen Ober- und Unterschenkel liegt ein unversehrter Meniskus

Viele Erkrankungen und Verletzungsformen im Knie lassen sich sowohl offen (durch Gelenköffnung), als auch arthroskopisch (mittels Gelenkspiegelung) operieren.

Arthroskopische Laserchirurgie

Im Unterschied zu den so genannten Soft- und Midlasern der konservativen Therapie werden in der operativen Medizin leistungsstarke Powerlaser eingesetzt. Die Wellenlänge des Lichtes und damit auch die im Gewebe erzeugenden Effekte – sind von jenem Medium abhängig, das für die Gewinnung des Laserlichtes verwendet wird. So werden z. B. in der Gynäkologie CO 2-Laser, in der Dermatologie Argonlaser und in der Augenheil-

Die Vorteile der arthroskopischen Technik:

1. Bessere Übersicht über das gesamte Gelenk.
2. Ca. 15fache Vergrößerung und daher übergroße Darstellung erkrankter Strukturen auf dem Monitor.
3. Winzige Geräte erreichen gezielt und ohne Beschädigung anderer Strukturen auch versteckt liegende Ecken und Winkel.
4. Deutliche Herabsetzung postoperativer Schmerzen.
5. Herabsetzung des Infektionsrisikos durch Dauerspülung.
6. Da das Gelenk nicht eröffnet wird, können seine Weichteilhüllen und propriozeptiven Strukturen (Nervenkörperchen), die für die Stellungskontrolle des Gelenkes und für dessen Reaktionen auf Beschleunigung und Verlangsamung verantwortlich sind, geschont werden. Bei einer Zerstörung dieser Strukturen würde eine Arthrose (Abnützung) rascher fortschreiten.
7. Verkürzung der Rehabilitationsphase.
8. Verkürzung des stationären Aufenthaltes.
9. Möglichkeit der Aufzeichnung der Operation auf einer Videokassette und damit die Möglichkeit, dem Patienten die Erkrankung und seine Behandlung bis ins letzte Detail zu erklären.
10. Senkung der Gesamtkosten.
11. Möglichkeit der Laseranwendung.

Die Vorteile des Lasers gegenüber mechanischen oder motorisierten Instrumenten sind:

1. Berührungsloses Arbeiten.
2. Selektives Vorgehen ist möglich (punktförmiges Arbeiten bei Schonung der Nachbarstruktur).
3. Bei der Bearbeitung von Oberflächen wird das gesunde Gewebe weniger geschädigt als mit mechanischen Instrumenten.
4. Wesentlich glattere Knorpeloberflächen sind möglich.
5. Durch sehr kleine Sonden ist das Erreichen enger Räume leichter möglich, auch dadurch wird Gewebe weniger traumatisiert.
6. Durch gleichzeitige Blutstillung gibt es weniger Nachblutungen.

kunde Neodym-YAG-Laser eingesetzt, weil die betreffende Laserart mit ihrer spezifischen Wellenlänge und ihren spezifischen Effekten am Gewebe in diesen Bereichen die meisten Vorteile bietet.

Da es zur Zeit kein Laser-System auf dem Markt gibt, das in der Lage wäre, Knochen zu schneiden und da die Laser-Spitze während des Einsatzes gekühlt werden – also unter Wasser arbeiten – muss, beschränkt sich der Laser-Einsatz auf die arthroskopische Bearbeitung von Gelenkoberflächen und Weichteilen. Bei arthroskopischen Operationen wird der so genannte Holmium-YAG-Laser eingesetzt, der in der Lage ist, Gewebe zu schneiden, abzutragen und zu verschweißen.

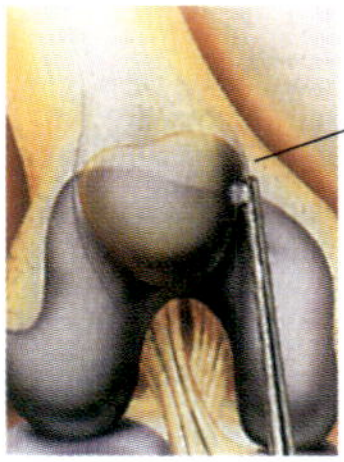

Lasersonde bei der Knorpelglättung

Mit ihm können berührungslos Meniskus, Gelenkinnenhaut und Knorpeloberflächen bearbeitet werden. Insbesondere die Glättung einer durch Abnützung aufgerauten Knorpeloberfläche, aber auch die Bearbeitung eines gerissenen oder zerschlissenen Meniskus gelingen, bei entsprechender Erfahrung des Operateurs, mit dem Laser sehr gut.

Leider kann der Einsatz des Lasers im Rahmen der arthroskopischen Chirurgie auch Nachteile bringen. Wird das Gewebe mit zu viel Energie »beschossen«, so kann es geschädigt werden oder gar absterben. So kann beispielsweise bei zu senkrechter Laseranwendung bei der Bearbeitung des Gelenkknorpels der darunter liegende Knochen geschädigt werden.

Offene Kniechirurgie

Bei bestem Willen und Können lassen sich nicht alle Operationen am Kniegelenk arthroskopisch durchführen.

Bei verschobenen Brüchen der Gelenkflächen, bei Knorpel-Knochen-Transplantationen, bei Implantationen künstlicher Gleitflächen u. a. ist es unumgänglich, das Gelenk zu eröffnen. Dabei wird selbstverständlich getrachtet, die Strukturen so schonend und anatomisch wie möglich zu präparieren. In der Regel wird vor der Operation eine so genannte Blut-

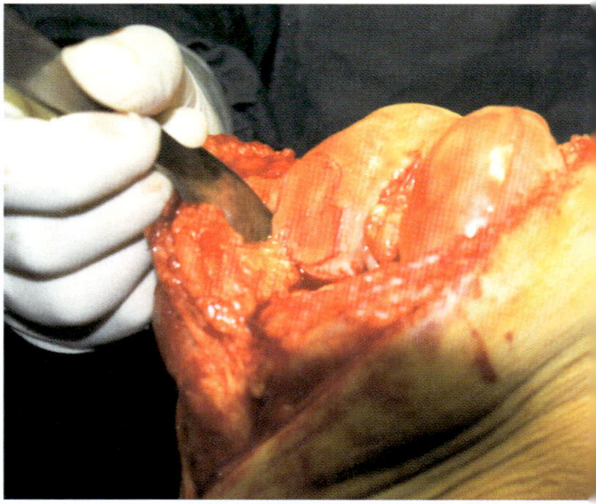

Ein vollständig eröffnetes Kniegelenk, alle größeren chirurgischen Operationsschritte sind möglich

sperre angelegt: Eine luftgefüllte Manschette wird um den Oberschenkel gelegt und verhindert größere Blutungen im Operationsgebiet.

Die Haut und die darunter liegenden Schichten werden mit dem Skalpell bzw. dem Elektromesser eröffnet. Zur Bearbeitung des Knochens stehen luftdruck- oder elektromotorbetriebene Instrumente zur Verfügung.

Sind die wesentlichen Operationsschritte getan, wird die Blutsperre eröffnet (länger als 2 Stunden sollte man sie nicht belassen), das Gelenk mit klarer Flüssigkeit oder mit Desinfektionsmittel mehrfach gespült und Blutgefäße werden mit dem Elektrokauter verschlossen. Eröffnete Schichten (Muskulatur, Gelenkkapsel) werden dann mit kräftigen, selbstauflösenden Nähten (nach ca. 6 bis 12 Wochen) verschlossen. Bis zu 3 Drainagen (Schläuche) werden aus dem Gelenk beziehungsweise den weiter hautwärts liegenden Schichten nach außen geleitet. Sie dienen dem Abtransport von Blut und können mit oder ohne Sog (Vakuum) angelegt werden.

Mit etwas dünneren, ebenfalls selbstauflösenden Nähten werden die Unterhautschichten verschlossen. Die Haut selbst wird entweder mit Klammern oder mit nichtauflösenden Nähten vereinigt.

Selbstauflösende Nähte würden 6 bis 12 Wochen liegen bleiben, der Patient könnte das Knie nicht waschen. Hautnähte entfernt man nach ca. 10 Tagen.

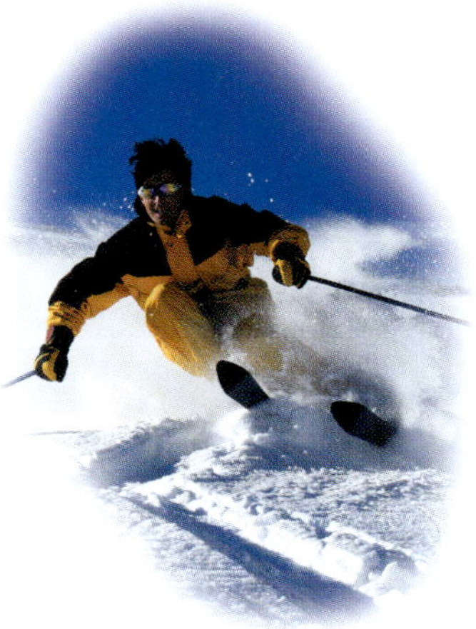

Die wichtigsten Kniegelenk-probleme

Meniskusschäden

Jedes Kniegelenk hat 2 Menisken, einen inneren (medialen) und einen äußeren (lateralen). Sie stellen das Bindeglied zwischen dem Oberschenkel und dem Schienbein dar und gleichen zum Teil die ungleich geformten Gelenkflächen (Inkongruenz) dieser beiden Gelenkpartner aus. Der Meniskus ist ein Faserknorpel und besitzt vielfältige Funktionen.

Er ist

1. Last- und Druckverteiler,
2. Stoßdämpfer,
3. Stabilisator,
4. Bestandteil des Gelenkschmiermechanismus.

Ein durch Verletzung (Trauma) oder Abnützung (Degeneration) geschädigter Meniskus bedarf – von wenigen Ausnahmen abgesehen – einer operativen Behandlung. Reißt ein Meniskus oder entstehen durch Abnützung Unregelmäßigkeiten an seiner Oberfläche (Zacken, Kanten, Lappen, Stufen, Defekte), kommt es zu abnormer Reibung zwischen dem Meniskusteil und der Gelenkfläche und zur Schädigung des Gelenkknorpels, da das Meniskusgewebe härter ist, als der (hyaline) Gelenkknorpel. Die Reibung und damit auch die Schädigung treten bei jeder Kniebeugung und Kniestreckung auf und

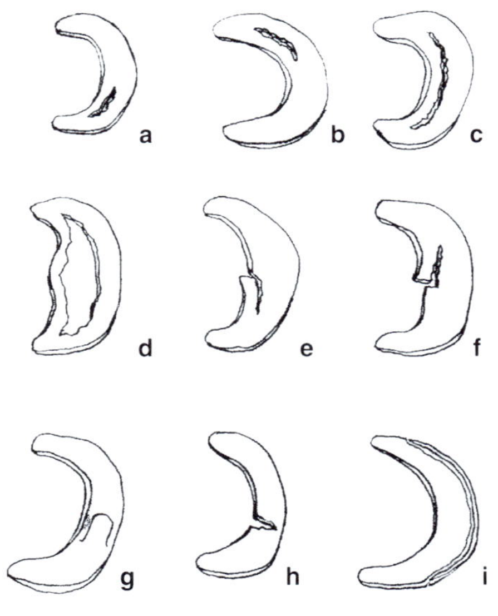

Einige Rissformen des Meniskus:
a), b) Längsrisse, c) Korbhenkelriss, d) Korbhenkelriss, luxiert, e), f), g) Lappenrisse, h) Querriss, i) gelenkkapselnaher Riss
i) eignet sich für eine Meniskusnaht,
a) bis h) werden durch Teilentfernung behandelt

zwar auch dann, wenn das Alarmsignal Schmerz fehlt. Die Operation sollte daher zum frühestmöglichen Zeitpunkt erfolgen, um den Schaden am Gelenkknorpel möglichst klein zu halten oder ganz zu vermeiden.

Behandlungsprinzip

Ziel der arthroskopischen Meniskuschirurgie ist es, so viel Meniskusgewebe wie möglich zu erhalten und nur so viel zu entfernen wie unbedingt notwendig. Ein gerissener oder zerriebener Meniskus hat nicht nur seine Funktion eingebüßt, sondern stellt auch einen Reizfaktor dar, der zum schädigenden Gelenkerguss führen kann und daher entfernt werden muss.

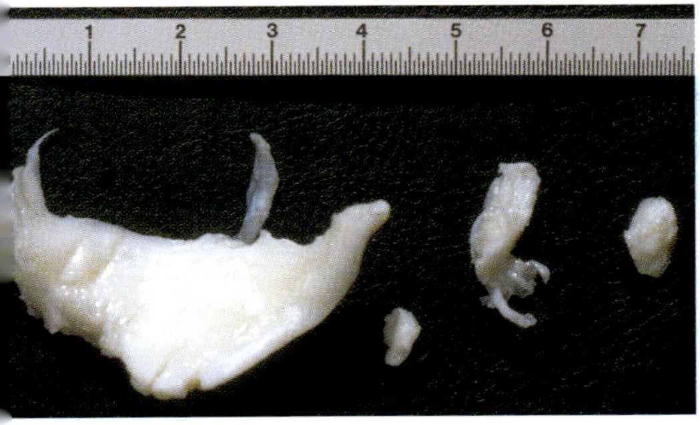

Normalerweise werden gerissene Meniskusteile in mehreren Stücken entfernt. Dieser riesige Korbhenkelriss ließ sich in (fast) einem Stück herausnehmen.

Das Arthroskop (Optik) und feine Instrumente werden durch zwei 5 mm große Zugänge in das Kniegelenk eingeführt.

Normalerweise geht man so vor, dass der Meniskus zunächst händisch bearbeitet wird und anschließend die Ränder bzw. die Oberfläche mit motorbetriebenen Instrumenten geglättet und nachbearbeitet werden.

Mit dem Einzug des Lasers in die arthroskopische Chirurgie steht ein sehr kleines, handliches und knorpelschonendes Instrument zur Verfügung. Man kann damit nicht nur enge und für größere Instrumente unerreichbare Stellen am Meniskushinterhorn bearbeiten, sondern die Meniskusoberfläche glätten und härten, wie es bisher mit keinem anderen Instrument gelang. Kleine Risse, die nicht die gesamte Dicke des Meniskus betreffen, können mittels Laser verschweißt, also verschlossen und repariert werden.

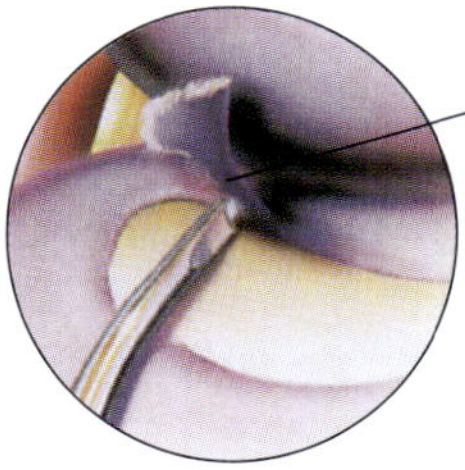

Lasersonde schneidet gerissenen Meniskuslappen ab.

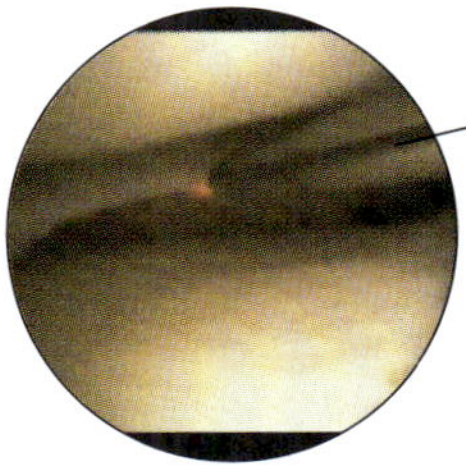

Der Meniskusrand wird mit dem Laser geglättet und gehärtet.

Die eleganteste und für den Patienten viel versprechendste Methode einen Meniskus zu behandeln, ist es, ihn arthroskopisch zu nähen – ihn also komplett wiederherzustellen. Die Prognose für das Knie wird dadurch verbessert. Dazu bedarf es allerdings einiger Voraussetzungen (siehe Kasten rechts).

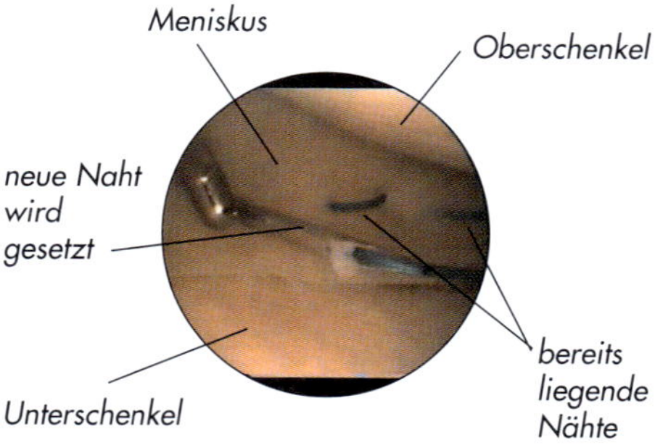

Meniskusnaht: 2 Nähte sind fertig, eine 3. wird gerade gesetzt.

Nachbehandlung

Bei alleiniger Meniskusteilentfernung ohne Bearbeitung des Gelenkknorpels kann der Patient bereits am Tag der Operation mit voller Belastung für die dringendsten Wege (WC) aufstehen. Die unmittelbare, postoperative Nachbehandlung besteht aus Eispackungen, abschwellenden sowie entzündungshemmenden Medikamenten.

Ab dem 1. Tag nach der Operation wird intensive Heilgymnastik betrieben, bei sehr muskelschwachen Patienten eventuell unterstützt durch Schwellstrom zum Aufbau der Beinmuskulatur. Die Heilgymnas-

Voraussetzungen für das arthroskopische Nähen:

1. Im Kniegelenk sollten wenig Abnützungserscheinungen vorhanden sein, der Meniskusriss muss also durch einen Unfall – nicht durch Abnützung – entstanden sein.
2. Der Patient sollte eher jung sein, wobei nicht das tatsächliche, sondern das biologische Alter entscheidend ist.
3. Es muss sich um eine Rissform handeln, die sich für eine Naht eignet. Längsrisse können genäht werden, Querrisse nicht. Der Riss muss in der durchbluteten Zone des Meniskus sein, also nahe der gefäßführenden Gelenkkapsel liegen. Lediglich das gelenkkapselnahe Drittel des Meniskus wird von Blutgefäßen ernährt, die beiden anderen Drittel werden durch Diffusion mit Nährstoffen aus der Gelenkflüssigkeit versorgt.
4. Das Knie muss stabil sein. Ein zugleich mit dem Meniskusriss bestehender Kreuzbandriss muss in gleicher Sitzung behoben werden, sonst kann der genähte Meniskus nicht heilen.
5. Die Nachbehandlung ist aufwendiger und für den Patienten mühsamer.
6. Der Patient muss darüber aufgeklärt werden, dass die Komplikationsrate bei einer Meniskusnaht etwas höher ist als bei Meniskus-Teilentfernungen. Nicht immer heilt der Meniskus an, das betreffende Stück muss dann in einer Zweitoperation entfernt werden. Außerdem treten in ca. 5 % der Fälle Empfindlichkeitsstörungen unter dem Knie auf, die sich aber meist nach 1 bis 2 Jahren zurückbilden.

tik sollte anfangs die Beweglichkeit des Kniegelenkes steigern und erst später, bei Nachlassen des postoperativen Schmerzes, auf Kraftsteigerung und Koordinationstraining hinarbeiten.

Ausnahmsweise kann die Operation ambulant durchgeführt werden, aus Erfahrung zeigt sich aber, dass ein 3-tägiger Spitalsaufenthalt sinnvoll ist.

So kann auf eventuelle Schwellungen und postoperative Reizzustände geachtet werden. Die Patienten können Heilgymnastik betreiben und Übungen für zu Hause erlernen.

Es kann – falls notwendig – Schmerztherapie betrieben und die Selbstinjektion zur Thromboseprophylaxe (je nach Vorliegen von Krampfadern zwischen 10 Tagen und 3 Wochen) erlernt werden. Nach einer Meniskusnaht sollte das Kniegelenk mit einer abnehmbaren Schiene für ca. 3 Wochen ruhig gestellt und mit 2 Unterarmstützkrücken entlastet werden. Bei angelegter Schiene werden isometrische Kraftübungen und Kokontraktion (gleichzeitige Strecker- u. Beugeranspannung) durchgeführt. Als Zusatzbehandlung kann Stromtherapie angewendet werden. Außerdem werden die Rumpf- und Schultermuskeln trainiert.

Arbeitsfähigkeit

Nach Meniskusteilentfernung: Bei Bürotätigkeit etwa nach 5 Tagen, bei schwerer körperlicher Arbeit nach etwa 3 Wochen.

Nach Meniskusnaht: Bei Bürotätigkeit nach etwa 2 bis 3 Wochen, bei schwerer körperlicher Arbeit nach 3 Monaten.

Sportfähigkeit

Bei Fehlen von Zusatzverletzungen am Gelenkknorpel kann in Abhängigkeit von Alter, Muskelzustand und Sportart, die sportliche Betätigung nach einer Meniskusteilentfernung nach 2 bis 4 Wochen, nach einer Meniskusnaht nach etwa 4 Monaten wieder aufgenommen werden.

Im Einzelnen hängt es davon ab, welche Sportart ausgeübt wird und in welchem Trainingszustand sich der Sportler vor der Verletzung befunden hat. Gut trainierte Läufer können nach ca. einer Woche mit dem Training in der Ebene beginnen, wobei sie sehr darauf achten sollten, unkontrollierte Drehbewegungen des Oberkörpers zu vermeiden. Im Gegensatz dazu werden Tennisspieler auf hohem Leistungsniveau (Stop- and go – und Drehbewegungen) auf das Matchspielen 3 bis 4 Wochen verzichten müssen.

Immer wieder liest man in den Medien, dass Sportler nach arthroskopischen Operationen am nächsten Tag Rennen bestreiten und manchmal diese sogar gewinnen. Jeder »normale« Patient, der Erfahrung mit einer solchen arthroskopischen Operation machen musste, wundert sich sehr. Man darf nicht außer Acht lassen, dass diese Sportler in mehrfacher Hinsicht eine Ausnahmeerscheinung sind. Durch ihren ausgezeichneten Trainingszustand sind ihre Kniegelenke sehr stark durchblutet und heilen dadurch rasch. Sie werden nach einer Operation durch einen Stab von Betreuern permanent behandelt. So werden neben Lymphdrainagen und Eispackungen oft auch starke, kortisonhaltige Medikamente eingesetzt. Zusätzlich steht ein Athlet unter einem sehr hohen Erwartungsdruck von Seiten der Öffentlichkeit, der ihn zusätzlich motiviert. Athleten sind außerdem in der Lage, sich beim Training und im Rennen über das normale Maß hinaus zu belasten, sich sogar regelrecht zu quälen. Alle diese Umstände tragen zwar dazu bei, dass Hochleistungssportler nach Operationen in unglaublich schneller Zeit »wiederhergestellt« sind, ihrer Gesundheit ist dies alles aber sicher nicht zuträglich. Mein Appell richtet sich an alle Patienten, die nicht vom Sport leben müssen, keine allzu schnelle Genesung zu erwarten und das Gelenk nach Operationen erst langsam wieder zu belasten. Die Gelenke werden es ihnen danken.

Erfolg

Bei Meniskus-Teilentfernungen ohne wesentlichen Schaden am Gelenkknorpel (weniger als Stadium II, siehe unten) ist auf längere Sicht in nahezu 100 % der Fälle mit einem guten Ergebnis zu rechnen. Bei der Meniskusnaht wird in etwa 92 % ein gutes Ergebnis erreicht. Bei Patienten mit schwereren Knorpelschäden können Komplikationen auftreten, die jedoch von der Meniskusoperation unabhängig sind.

Komplikationen

Postoperative Kniegelenkergüsse (Flüssigkeit oder Blut) treten in ca. 5 % der Fälle auf, die zwar eine Punktion (Entleerung) notwendig machen, das Endergebnis aber nicht negativ beeinflussen. Die Gelenkinfektionen sind nach kurzen arthroskopischen Eingriffen sehr selten und betragen 0,08 %, ebenso wie Thrombosen (Blutgerinnsel in der Beinvene) mit 1,6 % und Lungenembolien (abgerissener Thrombus verschließt ein Lungengefäß) mit 0,02 %. Wie schon erwähnt, werden Empfindungsstörungen nach Meniskusnähten etwa in 5 % der Fälle beobachtet. Durch eine Meniskus-Teilentfernung wird der Meniskus zwar kleiner, behält aber weitgehend seine Funktion, sodass die Früharthrose (frühe Gelenkabnützung), wie sie nach den früher durchgeführten Meniskustotalentfernungen die Regel war, nicht befürchtet werden muss.

Meniskuszyste

Diese relativ seltene Sonderform einer Meniskusverletzung betrifft zumeist den Außenmeniskus. Nach einem Unfall oder auch spontan bildet sich eine balgartige, flüssigkeitsgefüllte Vorwölbung im Bereich des äußeren Gelenkspaltes.

Die Behandlung erfolgt in der arthroskopischen oder offenen lokalen Synovektomie – (Ausschälung der Blase). Ob der Meniskus erhalten werden kann oder teilweise entfernt werden muss, ist von seinem Zustand abhängig. Die Nachbehandlung und die Prognose unterscheiden sich nicht wesentlich von einer »normalen« Meniskusoperation.

Meniskusersatz

Er ist bis heute nicht über das Experimentalstadium hinausgekommen.

Freie Gelenkkörper

Freie Gelenkkörper können entweder im Rahmen einer Verletzung als Fremdkörper in das Knie eindringen oder vom Knie selbst stammen. Holzsplitter, Glassplitter, Nadeln, Projektilteile, Steinchen etc. können in das Knie eindringen. Ob sie tatsächlich Beschwerden verursachen, hängt von ihrer Größe und ihrer Lage im Knie ab.

Sehr kleine Fremdkörper können sich in irgendeiner Nische des Kniegelenkes festsetzen und werden dort von Gelenkinnenhaut überwachsen, sodass sie ortsgebunden sind und nicht mehr im Knie »herumschwimmen« können. Sie verursachen dann keine Beschwerden. Doch selbst größere und spitze Fremdkörper z. B. Nadeln müssen nicht unbedingt zu Beschwerden führen.

Freie Gelenkkörper, die vom Kniegelenk selbst entstehen, stammen oft vom Meniskus, vom Gelenkknorpel, von einem knorpelüberzogenen Knochenstück oder von umgewandelter Gelenkschleimhaut. Kleine Stücke können mit der Zeit resorbiert werden und verursachen nur selten Beschwerden. Größere Teile können so genannte Einklemmungserscheinungen verursachen.

Dies bedeutet, dass sich das Kniegelenk weder beugen noch strecken lässt. Die Patienten versuchen durch Schütteln und leichte Drehbewegungen den freien Gelenkkörper zu lockern und das Kniegelenk wieder beweglich zu machen. Freie Gelenkkörper können ähnliche Symptome erzeugen wie Meniskusrupturen.

Außerdem können diese Stücke am Gelenkknorpel Schäden verursachen, zumal sie häufig sehr hart sind. Manchmal sieht man im Arthroskop regelrechte Schleiffurchen, die von solchen freien Gelenkkörpern herrühren.

Freie Gelenkkörper irritieren den normalen Kniegelenklauf und können Reizzustände und Entzündungen sowie Schwellungen der Gelenkkapsel und Ergüsse verursachen. Im Röntgen sind sie nur dann zu sehen, wenn sie entweder stark verkalkt sind oder Knochenanteile enthalten. Selbst in der Magnet-Resonanz-Tomographie kommen freie Gelenkkörper nicht immer zur Darstellung.

Behandlungsprinzip

Konservative Behandlungsmöglichkeiten gibt es nicht.

Ins Knie eingedrungene Fremdkörper muss man entfernen. Manchmal hat der Patient die Verletzung gar nicht bemerkt und im Röntgen ist der Fremdkörper nicht darstellbar.

Bei Patienten mit Einklemmungserscheinungen im Kniegelenk, deren klinische Meniskuszeichen negativ sind, muss selbst bei unauffälligem Röntgen und MRT – stets ein Verdacht auf einen freien Gelenkkörper bestehen bleiben.

Da man in jedem Fall arthroskopiert, muss das Kniegelenk sorgfältigst auf etwaige freie Gelenkkörper durchsucht werden. Die arthroskopische »Jagd« kann manchmal recht aufwendig und langwierig sein. Die Arthroskopie ist die beste Methode zur Entfernung dieser Störungen.

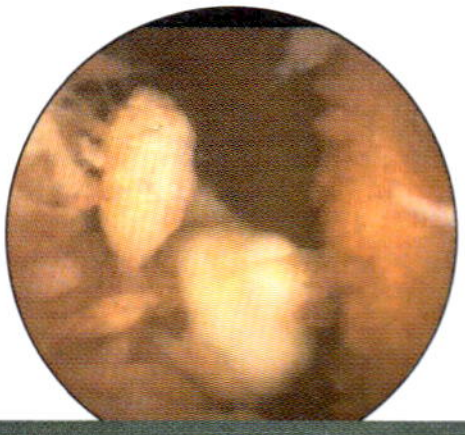

Freie Gelenkkörper: Im linken Bild noch im Knie, unten links und rechts nach Entfernung. Die freien Gelenkkörper können eine beträchtliche Größe und Vielfalt erreichen.

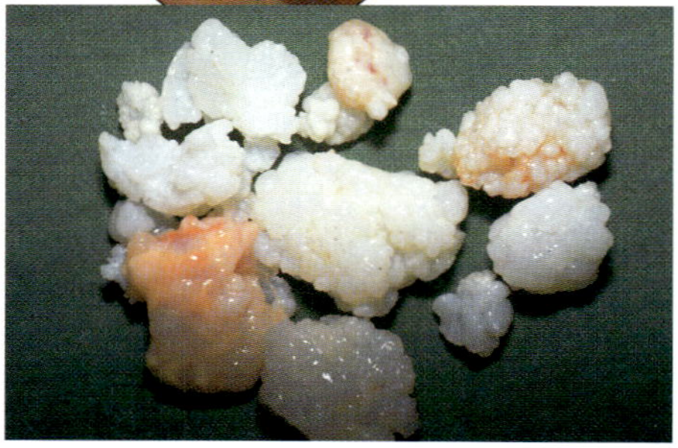

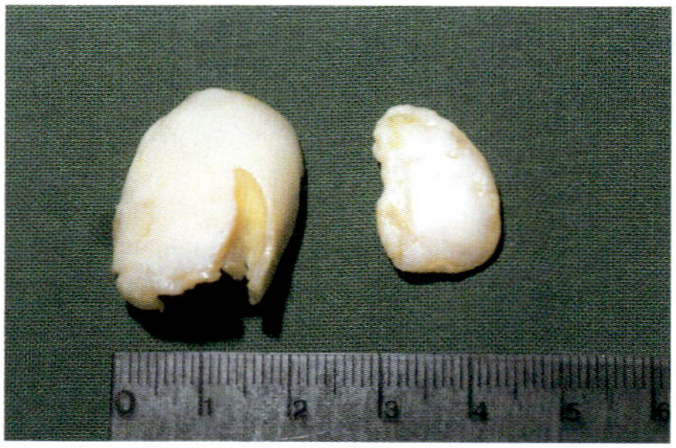

Nachbehandlung

Wie bei Meniskus- und Knorpelschäden.

Arbeitsfähigkeit, Sportfähigkeit

Wenn der freie Gelenkkörper keine Schäden im Kniegelenk angerichtet hat oder wenn er bei seiner Loslösung nicht selbst einen Defekt im Gelenkknorpel oder im Knochen hinterlassen hat, kann das Kniegelenk ab dem 3. Tag nach der Operation mehr oder weniger voll belastet werden. Die Sportfähigkeit ist dann nach etwa einer Woche gegeben.

Bestehen allerdings Schäden im Gelenkknorpel (Defekt oder Schleiffurche) muss das Kniegelenk so behandelt werden, wie in den Kapiteln Knorpelschäden beziehungsweise Arthrose beschrieben. Der Patient profitiert in jedem Fall von der Entfernung des »Störenfriedes«.

Komplikationen

Entsprechen jenen bei der Behandlung von Knorpelschäden.

Schleimbeutelentzündungen

Jedes Kniegelenk verfügt über eine Anzahl von Schleimbeuteln (Bursa synovialis). Die Schleimbeutel sind Taschen oder Höhlen, deren innerste Auskleidung (Schleimhaut) eine zähflüssige, gallertartige Flüssigkeit produziert. Die Schleimbeutel können, je nach ihrem jeweiligen Funktionszustand, entweder ganz verstrichen – also leer – oder mehr oder weniger mit Schleim gefüllt sein. Die Funktion der Schleimbeutel ist es, Druckbelastungen und Reibekräfte zwischen verschiedenen Gewebeschichten herabzusetzen.

Einige Schleimbeutel in der Kniekehle und im Bereich der innenseitigen Muskelansätze haben Verbindung mit dem Kniegelenkraum.

Kommt es nun im Rahmen einer entzündlichen Erkrankung (siehe Seite 91), durch einen Unfall, durch häufige Überlastung (z. B. Knien bei Bodenlegern) oder bei eitrigen (bakteriellen) Entzündungen zu einer krankhaften Vermehrung der Schleimproduktion und Verdickung der Schleimbeutelwand verbunden mit Rötung, Schwellung und Überwärmung, spricht man von einer Schleimbeutelentzündung.

Manchmal lässt sich im geschwollenen Schleimbeutel ein hartes, gut verschiebbares Knötchen ertasten. Meist hat der Patient im Rahmen eines Sturzes oder eines stumpfen Schlages auf das Kniegelenk einen Schleimbeutelriss erlitten. Die zerrissenen Wände des Schleimbeutels ziehen sich auf wenige Kubikmillimeter zusammen und verhärten.

Vor dem Kniegelenk liegende Schleimbeutel und das Kniegelenk selbst sollen nicht miteinander verwechselt werden.

Behandlungsprinzip

Schleimbeutelentzündungen, die ohne bakterielle Infektion entstehen, können zunächst konservativ behandelt werden. In den allermeisten Fällen handelt es sich um eine Schwellung eines der beiden vor der Kniescheibe liegenden Schleimbeutels (Bursae praepatellares).

Ein geschwollener Schleimbeutel wird in der Regel punktiert. Bei noch liegender Punktionsnadel wird die Spritze, die den Schleimbeutel entleert hat, gegen eine Spritze mit verdünnter Kortisonlösung ausgetauscht und diese in den Schleimbeutel eingebracht.

Zusätzlich kommen Eispackungen und antirheumatisch wirksame Medikamente zur Anwendung. Das Kniegelenk muss für die Dauer der Schleimbeutelentzündung geschont werden.

Manchmal lässt sich durch diese Behandlung eine Schleimbeutelschwellung nicht zur Ausheilung bringen, dann wird der Schleimbeutel operativ entfernt. Oft ist es dabei auch notwendig, Knochenauflagerungen oder Knochensporne von der Kniescheibenvorderfläche abzutragen. Das Belassen dieser Sporne könnte zu einem neuerlichen Auftreten von Schleimbeutelentzündungen führen.

Obwohl es sich dabei um eine relativ kleine und technisch einfache Operation handelt, besteht danach eine etwa 4-wöchige Behinderung der Kniegelenkbeugung.

Bakterielle Schleimbeutelentzündungen können, bei allgemeinem Krankheitsgefühl mit Fieberanstieg, große lokale Schwellungen, Schmerzen, düsterrote Verfärbung und Hitze verursachen.

Eine solche Erkrankung muss schnellstmöglich operativ behandelt werden, da die Eitermassen bei großer Ausdehnung der Entzündung, an den Kniescheibenrändern vorbei, in die Kniegelenkhöhle einbrechen können: Unter allgemeiner (intravenöser) Antibiotikagabe wird der Schleimbeutel entfernt oder eingeschnitten, Eiter entleert, die verbliebene Höhle mit antiseptischen Lösungen gespült und eine Drainage (Schlauch) für 2 bis 3 Tage eingelegt. Meist wird das Kniegelenk für ca. 2 bis 3 Wochen mit einem offenen Gipsverband ruhig gestellt.

Es ist wichtig, das operierte Kniegelenk für mindestens 4 Wochen stets gut zu bandagieren, damit die nach der Schleimbeutelentfernung entstandene Höhle verkleben kann!

Nachbehandlung

Nur bei großen, eitrigen Entzündungen ist ein Gipsverband für 2 bis 3 Wochen notwendig, sonst genügt eine Ruhigstellung mit einer abnehmbaren Schiene für ca. 10 Tage zur Wundheilung.

Bereits in der Ruhigstellungsphase sollten isometrische Muskelanspannungsübungen durchgeführt werden. Nach Wundheilung wird begonnen, das Kniegelenk so rasch wie möglich wieder beweglich zu machen. Dies geschieht einerseits durch heilgymnastische Behandlungen, andererseits unter Zuhilfenahme der elektrischen Motorschiene.

Arbeitsfähigkeit

Büroarbeiter können – bei Möglichkeit der Hochlagerung des operierten Beines – schon während der Phase der Ruhigstellung arbeiten.

Besteht die Möglichkeit des Hochlagerns nicht, so dauert der Krankenstand etwa 14 Tage. Körperlich schwer arbeitende Menschen oder Personen, die sehr viel auf den Beinen sind (z. B. Verkäufer) sollten sich 3 bis 4 Wochen schonen.

Sportfähigkeit

Schwimmen und Radfahren kann man bereits eine Woche nach Ruhigstellung – gute Wundheilung vorausgesetzt.

Mit Lauf-Sportarten sollte erst nach mindestens 4 Wochen begonnen werden.

Erfolg

Er ist in der Regel gut. Die völlige Bewegungsfreiheit des Kniegelenkes wird meist 4 Wochen nach der Operation erreicht.

In seltenen Fällen, insbesondere dann, wenn das operierte Kniegelenk nach der Operation ungenügend bandagiert wurde oder wenn ein Knochensporn an der Kniescheibe stehen geblieben ist, kommt es zum Wiederauftreten von Schwellungen, die einer Schleimbeutelentzündung sehr ähnlich sind.

Komplikationen

Die Rate der postoperativen Schwellungszustände, die eine Punktion der verbliebenen Gewebshöhle notwendig machen, liegt bei etwa 5 bis 10 %. Die Thromboserate ist bei adäquater Thromboseprophylaxe niedrig, aufgrund der Ruhigstellung aber doch etwas höher als bei Meniskusoperationen.

Wird eine eitrige Schleimbeutelentzündung zu spät behandelt, kann sie in die Kniegelenkhöhle durchbrechen und dort eine schwere Knieerkrankung verursachen.

Bakerzyste
Kniekehlenzyste

Diese Erkrankung ist eigentlich keine Schleimbeutelentzündung, sondern eine Aussackung der inneren Gelenkkapsel (Gelenkschleimhaut) nach hinten in die Kniekehle.

Bakerzysten treten zumeist in Kombination mit Erkrankungen oder Abnützungen (siehe Kapitel Knorpelschäden und Arthrose) in der Kniegelenkhöhle auf (außer bei Kindern – hier sind meist keine Schäden im Knie zu finden). Die Ursache liegt in der Flüssigkeitsvermehrung im Kniegelenk. Die Flüssigkeit bahnt sich in die weiche Kniekehle den Weg des geringsten Widerstandes und kann, einmal in der Kniekehle angelangt, aufgrund eines Ventilmechanismus nicht mehr nach vorne in das Knie zurück. Fallweise erreichen die Zysten eine beträchtliche Größe und wölben sich bis in die innere Seite der Wade vor. Ungewöhnlich groß sind diese Bälge vor allem bei Patienten mit rheumatischer Arthritis.

Bei Beschwerden ist die Therapie der Wahl nicht die einfache Entfernung der Zyste aus der Kniekehle, sondern die Sanierung des Schadens im Knie, wobei die Zysten dann häufig von selbst verschwinden. Nach Entfernung der Zysten sind Rezidive (neuerliches Auftreten) nicht selten.

Zum Unterschied von der Bakerzyste gibt es in der hinteren Knieregion einige echte Schleimbeutel, die sich ebenfalls entzünden und an Größe zunehmen können. Sie haben jedoch zumeist keine Verbindung zum Kniegelenk.

Knorpelschäden

Die Gelenkflächen jedes Gelenkes sind mit Gelenkknorpel (hyalinem Knorpel) überzogen. Dieser Knorpeltyp zeichnet sich durch hohe Druckbelastbarkeit, aber geringe Reißfestigkeit aus. Er ist in der Lage, selbst nach Verformungen durch hohe Kraftspitzen aufgrund seiner Elastizität beim Nachlassen der Belastung seine ursprüngliche Form und Dicke wieder anzunehmen.

Kommt es allerdings zum Auftreten von Kräften, die den Knorpel nicht ungefähr 90 Grad zu seiner Oberfläche belasten, sondern die zu horizontalen Druck- und Zugspannungen führen, ist die Widerstandsfähigkeit dieses Gewebes bald erschöpft. Wie eine schlecht angelegte Asphaltstraße nach dem Winter, reagiert auch der Gelenkknorpel auf solche Belastungen mit Schäden an der Oberfläche.

Die Ursachen für diese Schäden am Knorpelbelag können vielfältig sein: Unfall, übermäßige Beanspruchung, Fehlbelastung bestimmter Knorpelareale, entzündliche Krankheiten, örtlich herabgesetzte Durchblutung oder eine lokale, angeborene Gewebsminderwertigkeit.

Durch einen Unfall mit oder ohne Knochenbruch, mit oder ohne Band- oder Meniskusverletzung, kommt es häufig zu Abscherungen der Knorpeloberfläche. Ist der Knorpel einmal verletzt, ist also seine glatte und reibungsarme Oberfläche nicht mehr intakt, treten mehr oder weniger starke Beeinträchtigungen der Gelenkfunktion auf.

Übermäßige Beanspruchung des Gelenkknorpels im Kniegelenk kommt zumeist sport- oder berufsbedingt zustande: Kraftsportler wie Gewichtheber oder Ringer beanspruchen ihre Kniegelenkknorpel über das vorgesehene Maß hinaus. Skifahrer, insbesondere Abfahrtsläufer erleiden häufig durch übermäßige Stoßbelastungen ihrer Knie frühzeitige Knorpelschäden. Die Reihe der Knie belastenden Sportarten lässt sich beliebig fortsetzen: Geräteturnen, Tennis und Squash, Fußball, Bergsteigen (insbesondere Bergabwandern mit schwerem Rucksack), Leichtathletik usw. Knie schonende Sportarten sind lediglich Schwimmen und Radfahren. Bestimmte Berufsgruppen sind geradezu prädestiniert für frühzeitige Kniegelenkabnützungen: Boden- und Fliesenleger arbeiten den ganzen Tag knieend. Dafür wurde das menschliche Knie nicht konstruiert. Aber auch andere Berufsgruppen, die schwere Lasten tragen und in hockender Stellung arbeiten müssen, wie etwa Bauarbeiter, erleiden häufig frühzeitige Knieschäden.

Eine Fehlbelastung bestimmter Knorpelanteile tritt bei Abweichungen an der Beinachse auf (siehe Kapitel O-Bein, X-Bein). Das menschliche Bein wurde von der Schöpfung so konstruiert, dass der Hüftkopfmittelpunkt, der Kniemittelpunkt und der Mittelpunkt des oberen Sprunggelenkes eine Linie bilden sollen. Somit bilden die Achse des Oberschenkels und die Achse des Unterschenkels einen Winkel von ca. 7 Grad nach außen (valgus). Kommt es nun zu einer Fehlstellung der Beinachse, werden bestimmte Knorpelanteile zu stark und andere Knorpelanteile zu wenig belastet. Liegt also ein O-Bein vor (Varus-Fehlstellung), wandert die Beinachse nach innen – innenliegende (mediale) Knorpelanteile werden überlastet. Liegt ein X-Bein (Valgus-Fehlstellung) vor, wandert die Beinachse nach außen – außenliegende (laterale) Knorpelanteile werden überlastet.

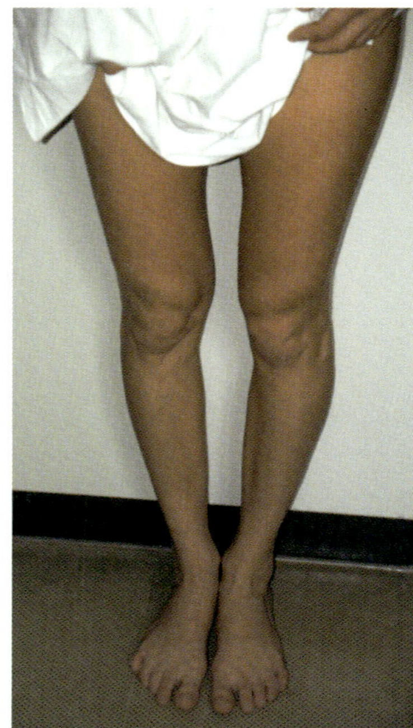

Ausgeprägte O-Beinbildung mit Überlastung der inneren Knieanteile

Bei angeborenem Größenmissverhältnis zwischen den Oberschenkelrollen (Femurcondylen) werden trotz normaler Achsenverhältnisse Knorpelteile ebenfalls überlastet. Diese Erkrankung kommt selten vor und betrifft meist die innenliegende Oberschenkelrolle, die zu groß angelegt ist.

Fehlstellungen der Kniescheibe (siehe Seite 83 ff.) erzeugen durch vermehrten Knorpeldruck an einer der beiden Facetten (Gelenkflächen) eine stärkere Belastung und somit vermehrten Knorpelabrieb, wobei die andere Kniescheibengelenkfläche zu wenig belastet wird.

Entzündliche Krankheiten (siehe Seite 91) können entweder durch Bakteriengifte oder durch gewebeschädigende Vorgänge bei nichtbakteriellen Entzündungen zu Knorpelzerstörungen und zur Arthrose führen.

Eine örtlich herabgesetzte Durchblutung bestimmter Kniegelenkteile betrifft sowohl den Knorpelbelag als auch den darunter liegenden Knochen (siehe Kapitel Osteochondrosis dissecans und Morbus Ahlbäck). Diese Erkrankung kann glimpflich verlaufen, also nur geringe Knorpelschäden verursachen oder auch zu schweren Knorpelzerstörungen mit nachfolgender Arthrose führen.

Knorpelschäden im Kniegelenk können stark wechselnde Symptome auslösen oder auch vollkommen symptomfrei und unbemerkt bleiben.

Die Beschwerden reichen von herabgesetzter Leistungsfähigkeit über Bamstigkeitsgefühl im Knie durch einen Gelenkerguss (bei Reizzustand) zu Schmerzen verschiedener Stärke.

Da Schmerzen etwas absolut Subjektives sind, werden sie von jedem Patienten unterschiedlich empfunden. Jeder Patient hat eine unterschiedliche Schmerzschwelle, das heißt, jeder reagiert auf Störungen in seinem Körper unterschiedlich. Es hat sich gezeigt, dass besonders Gelenkschmerzen zu außerordentlich unterschiedlichen Beschwerden führen können, welche nichts mit dem Grad der Abnützung zu tun haben.

Lokalisation, Größe und Tiefenausdehnung des Knorpelschadens können – müssen aber nicht – für Art und Stärke der Beschwerden verantwortlich sein.

Man unterscheidet vier Stadien der Knorpelschäden, wobei die Stadien III und IV schon den Übergang zur Arthrose darstellen, also zur Kniegelenkabnützung, bei der es nicht nur zum Aufbrauchen des Gelenkknorpels, sondern auch zu einer Mitreaktion und Miterkrankung des gewichttragenden Knochens kommt.

Die Bezeichnungen stammen aus den USA und sind bildlich verharmlosend:

Stadium I: Blister (Blasenbildung, Knorpelerweichung)

Stadium II: Teddybear (Die Knorpeloberfläche sieht aus wie die Fransen eines Teddybärenfells)

Stadium III: Crab meat (Krabbenfleisch)

Stadium IV: Moon (Mondlandschaft)

Das Stadium I erkennt man weder im Röntgen noch in der MRT (Magnet-Resonanz-Tomographie). Zumeist handelt es sich um einen arthroskopischen Zufallsbefund, die Knorpelerweichung kann chirurgisch nicht direkt behandelt werden, die Bläschen können mit dem Laser geglättet

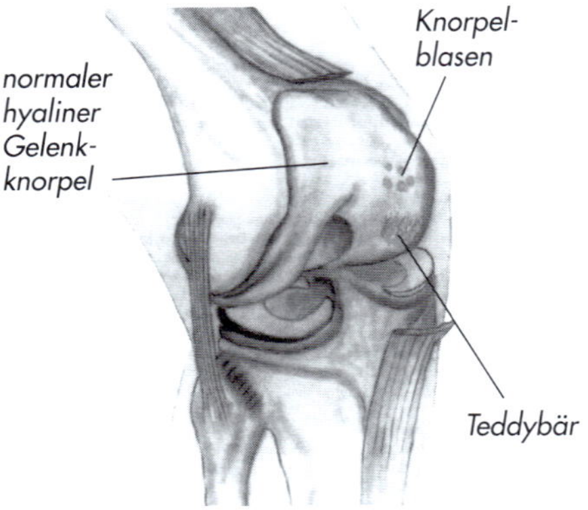

Am Oberschenkel sind der normale, glatte und feste hyaline Knorpel, sowie Knorpelschäden im Stadium I und II dargestellt.

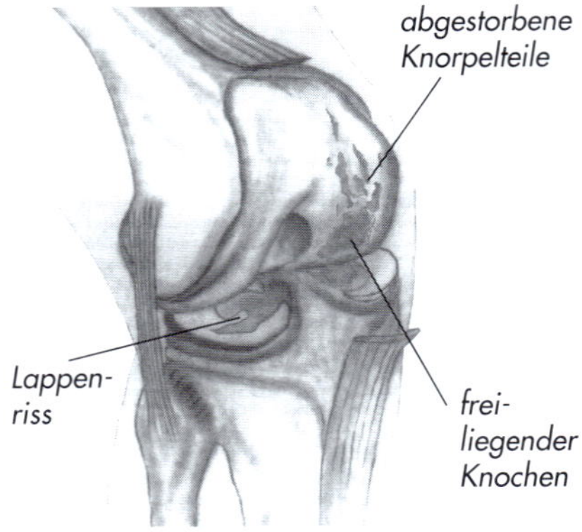

Ein arg lädiertes rechtes Kniegelenk: Innenseitig sieht man oben abgestorbene Knorpelteile (Stadium III). Unten freiliegenden, toten Knochen ohne Knorpelbelag (Stadium IV), zusätzlich außenseitiger Meniskuslappenriss.

werden. Das Stadium I der Knorpelschäden findet man häufig beim so genannten »Jungmädchenknie«. Diese Kinder, oder schon junge Damen, durchlaufen mit ihren Kniegelenkschmerzen verschiedenste Therapien, häufig aber ohne Erfolg. Zumeist handelt es sich dabei um eine Erweichung des Knorpels an der äußeren Kniescheiben-Fläche bedingt durch einen zu starken Anpressdruck der Kniescheibe an ihr Gleitlager. Die Ursache dieser vermehrten Reibung ist eine fehlerhafte Anlage des Kniescheibengelenkes oder eine vermehrte Rotation des Oberschenkel- und/oder Unterschenkelknochens (siehe Kniescheibenprobleme).

Das Stadium I lässt sich noch nicht als Beginn einer Kniegelenkabnützung bezeichnen. Ab dem Stadium II, der Teddybärläsion, ist die Knorpeloberfläche nicht mehr intakt und Abnützungsvorgänge mit

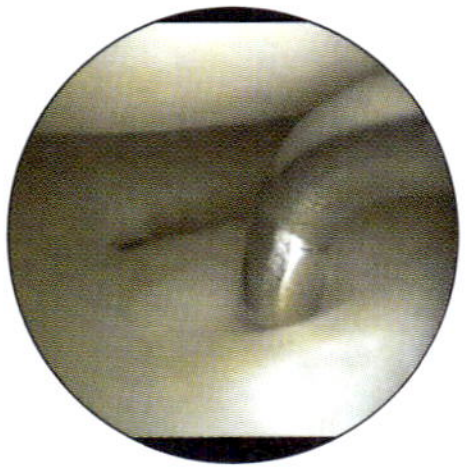

Arthroskopische Sicht einer Knorpelerweichung (Stadium I)

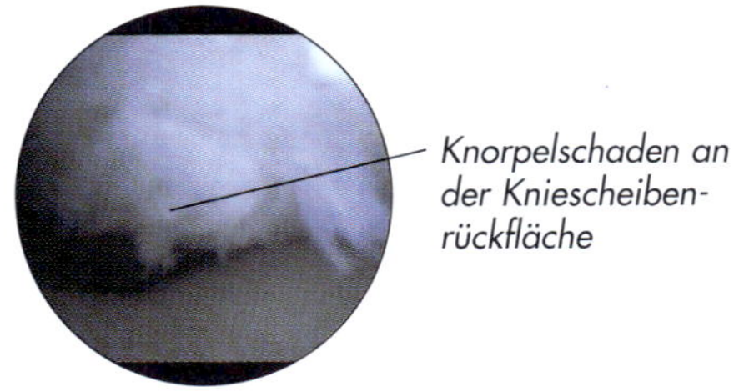

Knorpelfransen im Stadium II

vermehrtem Knorpelabbau und verstärkter Reibung des Gelenkknorpels greifen Platz.

Das Stadium III ist mit dem Wort Krabbenfleisch sehr gut umschrieben: Dem arthroskopierenden Operateur bietet sich ein Bild des Jammers. Teile des Gelenkknorpels fehlen gänzlich, blanker Knochen schimmert an manchen Stellen bereits durch oder kann mit dem Tasthäkchen erreicht werden. Der verbleibende Knorpel ist in einem schlechten Zustand. Absterbende Knorpellappen hängen herab, Ränder scheinbar gesunden Knorpels sind bereits unterminiert. In diesem Stadium schmerzen die Kniegelenke am meisten, die höckrige Knorpeloberfläche reibt sehr stark, Knorpelzersetzungsprozesse führen zu Entzündungen und zur Bildung von Gelenkergüssen.

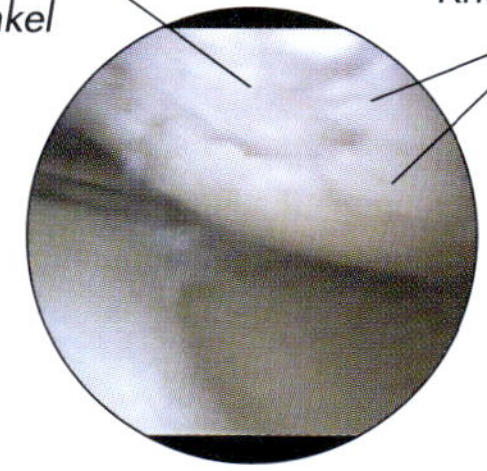

Stadium III absterbende Knorpellappen und Knorpelzersetzungsprozesse

Im Stadium IV befindet sich auf der Gelenkfläche oder auf Teilen der Gelenkfläche keine Knorpelschicht mehr. Je nachdem, wie lange sich das Kniegelenk bereits im Stadium IV befindet, tritt eine mehr oder weniger starke Knochenreaktion im Sinne der Arthrose ein.

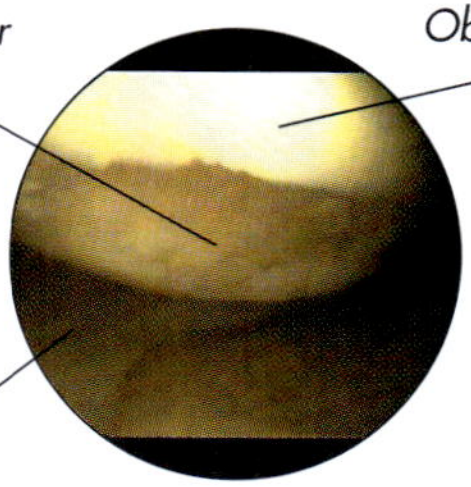

Stadium IV: Vollständiger Knorpeluntergang, der blanke Knochen wird sichtbar.

Ob ein solches Kniegelenk schmerzt, hängt von vielen Faktoren ab: Aktivität des Patienten, sein Alter, sein Muskelzustand und seine Schmerzschwelle.

Sehr häufig bereiten diese Kniegelenke Schmerzen, es gibt aber immer wieder auch Patienten, bei denen man im Rahmen einer Röntgenuntersuchung, mehr oder weniger zufällig, auf einen nahezu fehlenden Gelenkspalt im Kniegelenk stößt. Auf die Frage, ob das Knie nicht furchtbar schmerze, antwortet der Patient, dass er fallweise, aber eher selten leichte Knieschmerzen habe.

Behandlungsprinzip

In jedem Stadium der Knorpelabnützung kann und soll eine konservative Therapie versucht werden. Diese wird in erster Linie die Belastung ausschalten: Knie belastende Sportarten müssen – zumindest vorübergehend – eingestellt werden. Für Knie belastende Berufe ist ein 14-tägiger Krankenstand gerechtfertigt. Pensionisten werden auf ihre geliebte Gartenarbeit in der Hocke dauerhaft verzichten müssen und dürfen weder knien noch sich bücken, sondern sollten einen niedrigen Schemel verwenden.

Treten die Schmerzen zum ersten Mal auf, handelt es sich um einen jüngeren Patienten bis etwa 50 Jahre und sind klinische und bildgebende Befunde weitgehend unauffällig (deuten etwa nicht auf einen Meniskusschaden), wird man vermutlich mit dem Einsatz der physikalischen Therapie das Auslangen finden: Hier kommen Ultraschall-Therapie, Iontophorese mit Salicyl (entzündungshemmende Strom-Behandlung), Lasertherapie (Bestrahlung) und Heilgymnastik zur Anwendung.

Bei Sportlern mit Knorpelproblemen an der Kniescheibenrückfläche erweisen sich die Bandagen als zielführend.

Kommt man mit dieser Therapie nicht aus, wird Hyaluronsäure ins Knie eingespritzt (siehe unten).

Handelt es sich aber um einen Patienten, der seit langem immer wieder unter Knieschmerzen leidet, der auch schon etwas älter ist und dessen Knieröntgen bereits Zeichen der Abnützung zeigt, muss man befürchten, dass zumindest Teile des Gelenkknorpels Stadium III aufweisen.

Hat das Kniegelenk auch Zeichen der akuten Reizung (Schwellung der Gelenkkapsel, Ergussbildung), wird einmalig – oder wenn öfter notwendig, in Abständen von mindestens 3 Wochen – ein Kortison-Lokalanästhesie-Gemisch ins Kniegelenk eingespritzt. Kniegelenkergüsse müssen punktiert werden.

Kortison ist stark entzündungshemmend, das Lokalanästhetikum (z. B. Xyloneural) wirkt zusätzlich schmerzstillend. Selten verabreicht ist Kortison im Allgemeinen nicht schädlich. Außerdem haben Kortison-Suspensionen, die für eine Knie-Injektion geeignet sind, relativ große Kristalle (mikroskopisch gesehen) und verbleiben nahezu ausschließlich am Ort der Injektion. Nach Abklingen der akuten Reizung werden zusätzlich zur physikalischen Therapie auch so genannte chondroprotektive Substanzen angewendet: Diese Medikamente enthalten Bestandteile, die in den Gelenkknorpel eingebaut werden und für eine Verbesserung des Knorpelstoffwechsels und des Gelenkmilieus sorgen. Durch Verminderung des Knorpelabriebs kann das Kniegelenk besser bewegt werden. Entzündungen treten seltener auf – Schmerzen werden gemindert oder hören ganz auf. Zwei Medikamenten-Gruppen stehen hierfür zur Verfügung: Hyaluronsäure (Hyalgan) ist ein biologisches Präparat, das aus Hahnenkämmen gewonnen wird. Diese Substanz entspricht menschlichen Knorpelbauteilen und ist sehr gut wirksam, muss aber in das Kniegelenk injiziert werden. Es werden 5 Injektionen im Abstand von jeweils einer Woche verabreicht. Nach chefärztlicher Bewilligung wird Hyalgan von der Krankenkasse bezahlt.

Condroitinsulfat (Condrosulf) ist in Tablettenform patientenfreundlicher aber naturgemäß im Knie weniger wirksam und wird von der Krankenkasse nicht bezahlt. Dafür werden mit diesem Präparat gleichzeitig auch alle anderen Gelenke erreicht und »mitbehandelt«.

Sind die Schmerzen und Beschwerden mit diesen Behandlungen nicht beherrschbar oder treten sie nach kurzer Zeit neuerlich auf, empfiehlt sich die arthroskopische (operative) Behandlung der Knorpelschäden. Diese Behandlung ist für den Patienten wenig belastend und verspricht guten Erfolg. Die arthroskopische Therapie besteht darin, den ständigen Gelenkreiz durch Abriebmaterial der rauen Knorpeloberflächen zu stoppen oder zumindest zu bremsen, das Fortschreiten des Knorpelabbaues so weit wie möglich aufzuhalten und auch Reparationsvorgänge in Gang zu setzen. Im Stadium I (Blasenbildung, Knorpelerweichung) ist in der Regel eine Behandlung nicht notwendig. Größere Blasen können mit dem Laser geglättet werden. Bei Knorpelschäden im Stadium II und III wird abgestorbenes Knorpelmaterial entfernt und die restliche Knorpeloberfläche geglättet. Gröbere Unebenheiten, zerrissene, unterminierte Knorpellappen werden mit dem motorisierten Saugmesser entfernt. Das »Finish«, die Feinarbeit an der Oberfläche, das Glätten und »Versiegeln« des Knorpels gelingt sehr gut mit dem Laser. Ihm werden auch biostimulierende (anregende) Eigenschaften nachgesagt, das bedeutet, dass Reparationsvorgänge im Knorpel und im darunter liegenden Knochen angeregt werden. Laserlicht beschleunigt den Zellstoffwechsel und stärkt die Immunabwehr der Zelle. Durch die geglättete Oberfläche des Knorpels wird die Produktion des Abriebes vermindert und chronische Reizzustände können abklingen.

Nachbehandlung

Unmittelbar nach der Operation beginnt die Nachbehandlung mit Eispackungen, abschwellenden Medikamenten und einer Bewegungsschiene, die durch einen Elektromotor angetrieben wird. Diese passive Bewegung ohne Muskelanspannung führt zu einer Durchwalkung und damit besseren Ernährung des von Haus aus nicht durchbluteten Knorpelgewebes. In aller Regel können die Patienten bereits einige Stunden nach der Operation mit voller Belastung des Beines aufstehen. Nur bei ausgedehnten Knorpeldefekten, welche nahezu die gesamte Knorpeloberfläche betreffen und bei körperlich nicht mehr sehr

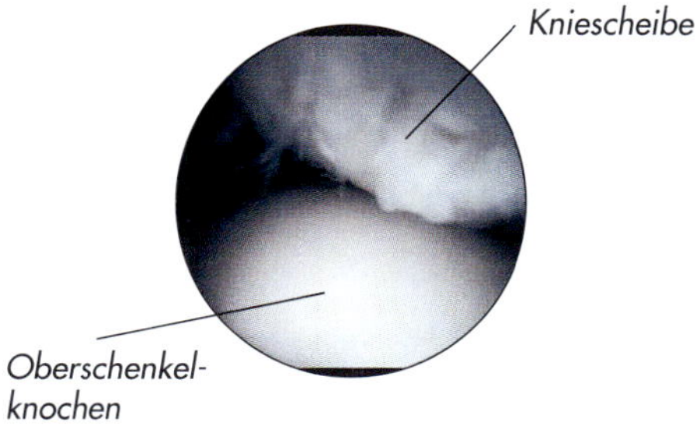

Knorpelschaden Stadium III an der Kniescheibe

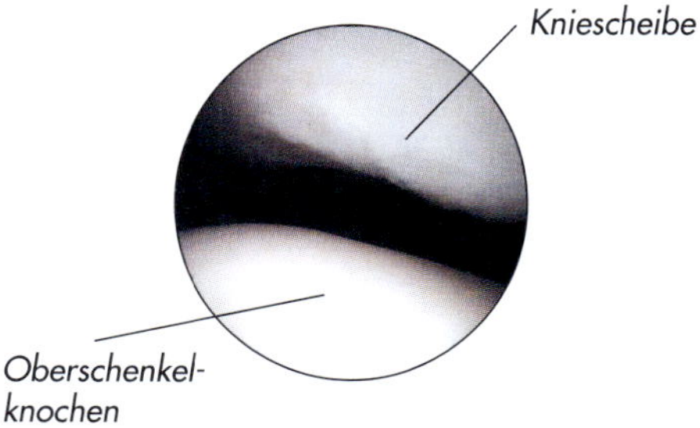

Sehr schönes Ergebnis nach Laserglättung

gutem Allgemeinzustand kann es manchmal notwendig sein, das operierte Bein mit zwei Unterarmstützkrücken für ca. 2 Wochen zu entlasten.

Ab dem 1. Tag nach der Operation wird zusätzlich zur passiven Durchbewegung auch mit aktiver Heilgymnastik begonnen (Kokontraktion, Rumpf- und Schultertraining). Bei schwereren Knorpelschäden können etwa ab der 3. bis 4. Woche nach der Operation auch Ultraschall und Reizstrom eingesetzt werden.

Es ist interessant zu beobachten, dass Patienten mit großflächigen Knorpeldefekten höherer Stadien, bei denen Hyalgan vor der Operation nicht geholfen hatte, auf eine neuerliche Hyalgankur 2 Monate nach der Operation sehr gut ansprechen.

Arbeitsfähigkeit

Jüngere Patienten mit Knorpelschäden im Stadium II und vorwiegend sitzender Tätigkeit können ihre Arbeit bereits ab dem 3. Tag, bei schwerer körperlicher Tätigkeit ab der 3. Woche aufnehmen. Ältere Patienten weisen zumeist Knorpelschäden der Stadien II und III auf, bei Bürotätigkeit empfiehlt sich hier ein Krankenstand von 1 bis 2 Wochen.

Es soll nicht unerwähnt bleiben, dass Knorpelschäden häufig gemeinsam mit Meniskusschäden auftreten. Werden beide Strukturen einer arthroskopischen Operation unterzogen, kann sich der Krankenstand um ein paar Tage verlängern.

Insbesondere ältere Patienten mit schwerer körperlicher Tätigkeit haben häufig großflächige Knorpelschäden im Stadium III (und IV), gekoppelt mit Läsionen beider Menisken. In diesen Fällen wäre es wohl besser, die schwere körperliche Arbeit gar nicht mehr aufzunehmen, was häufig aber leider nicht möglich ist.

Solche Patienten sollten mindestens 2 Monate im Krankenstand bleiben und eine intensive Nachbehandlung inklusive einer Hyalgankur absolvieren.

Sportfähigkeit

Aufgrund der Mannigfaltigkeit der Knorpelschäden und ihrer Ausdehnung im Kniegelenk, muss diese Frage besonders auch im Hinblick auf Lebensalter, Körpergewicht, Muskelleistung und Sportart mit dem Operateur individuell besprochen werden.

Erfolg

Gute Ergebnisse können im Stadium II nach einer Knorpelglättung etwa in 90 % der Fälle und im Stadium III in immerhin noch 75 % der Fälle erwartet werden. Generell gilt, je älter der Patient, je größer das Knorpelschaden-Stadium und je ausgedehnter die geschädigte Knorpelfläche, desto kleiner die Erfolgsaussicht.

Komplikationen

Die Komplikationen sind mit denen nach einer arthroskopischen Meniskusbehandlung vergleichbar. Ist eine längere Entlastung des operierten Beines notwendig, steigt die Thromboserate auf etwa 3 % an.

Hochgradige Knorpelschäden – Übergang zur Arthrose

Knorpelschäden im Stadium III bis IV stellen bereits den Übergang zur Arthrose (Gelenkabnützung) dar. Ihre konservative Behandlung wurde bereits im Kapitel Knorpelschäden besprochen. Ihre operative Behandlung bedarf jedoch eines eigenen Kapitels, da sie sowohl an den Operateur, als auch an den Patienten besondere Anforderungen stellt.

Die Anforderungen an den Operateur sind deswegen so hoch, weil er für den betreffenden Patienten und für das besondere Kniegelenk aus einer Fülle verschiedener Operationsverfahren das oder die richtigen auswählen muss.

Häufig ist es notwendig, mehrere Verfahren im selben Kniegelenk miteinander zu kombinieren. Dies hängt von der Ausdehnung und der Lokalisation des Knorpelschadens, dem tatsächlichen Aussehen der Knorpeloberfläche (auch innerhalb eines Stadiums gibt es beträchtliche Unterschiede in Bezug auf die Knorpelbeschaffenheit, die Knorpeloberfläche, die Knorpelfestigkeit sowie die Knorpelrauigkeit), dem Zustand des übrigen Kniegelenkes, den Erwartungen, die der Patient in die Operation setzt, seinem Aktivitätsniveau, seinem biologischen Alter und nicht zuletzt von seiner Mitarbeit ab.

Auch an den Patienten werden bei der operativen Behandlung hochgradiger Knorpelschäden hohe Anforderungen gestellt. Die Erkrankung bzw. die Beschwerden sind nicht nach wenigen Tagen – wie nach einer Meniskusoperation – verschwunden. Für die Nachbehandlung nach solchen Operationen ist ein hohes Maß an Mitarbeit (wenn Unterarmstützkrücken und Knie-Entlastung für 6 Wochen ab Operation vorgeschrieben sind, ist der häufig gehörte Patientensatz »Ich nehme die Krücken fast immer« kontraproduktiv!) und eine gewisse Fähigkeit, vorübergehende Rückschläge einstecken zu können, notwendig.

Die nachfolgend besprochenen Operationstechniken können alleine angewendet werden, in den allermeisten Fällen werden sie jedoch im Rahmen einer so genannten »Kniegelenktoilette« oder eines Debridements durchgeführt. Dies bedeutet – wie früher bereits angeführt – ein Verschönern und Glätten sämtlicher Oberflächen (so weit dies möglich ist), Entfernung abnützungsbedingt veränderter und gerissener Meniskusanteile, Entfernung entzündeter Gelenkinnenhaut, Entfernung von Knorpelabrieb und freien Gelenkkörpern sowie Abtragung von Osteophyten (Knochenspornen).

Besteht eine schlechte Zentrierung der Kniescheibe, können zusätzlich operative Maßnahmen an der Kniescheibenaufhängung durchgeführt werden.

Schlechte Zentrierung bedeutet, dass die Kniescheibe bei der Kniegelenkbeugung nicht zentral in ihre Rinne im Oberschenkelknochen (Gleitlager) eintaucht, sondern »unrund« läuft und (zumeist) nach außen gegen den außenseitigen Condylen gedrückt wird, dort vermehrten Knorpel-Abrieb verursacht und rascher abgenützt wird (siehe Kapitel Kniescheibenprobleme).

Besteht zusätzlich eine stärkere Achsenabweichung des Beines im Sinne eines X-Beines oder O-Beines (siehe Seite 77), können die knorpelverbessernden Operationstechniken mit Achsenkorrekturen kombiniert werden.

Bei Kniegelenken mit starker Instabilität aufgrund gerissener Bänder würden knorpelverbessernde Maßnahmen wegen der schlechten Kniegelenkführung in kürzester Zeit durch die abnorme Gleitflächenreibung zunichte gemacht werden; daher müssen bei solchen Kniegelenken zusätzlich Bandrekonstruktionen durchgeführt werden (Siehe Kapitel akute und chronische Instabilitäten, Seite 101).

A) Oberflächenbearbeitung

Chondroplastik (mechanisch oder mit Laser)

Das Wort Chondroplastik hat nichts mit Kunststoff zu tun, sondern bedeutet eigentlich Knorpel-Gestaltung.

Auf arthroskopischem Wege wird mit verschiedenen manuellen oder motorbetriebenen Instrumenten oder eben mit Laser, die Knorpeloberfläche bearbeitet und geglättet.

Knorpelschäden im Stadium III und IV bieten dem Auge des arthroskopierenden Chirurgen ein außerordentlich vielfältiges Bild der Zerstörung.

Völlig knorpellose Stellen, so genannte »Knorpelglatzen« mit bloß liegendem Knochen, wechseln sich mit noch vorhandenen, relativ glatten, kleinen Knorpelinseln und größeren zusammenhängenden Knorpelbezirken ab. In diesen größeren Knorpelbezirken können verschiedene Formen der Schädigung auftreten:

Tiefe und teilweise bis zum Knochen reichende Risse – am ehesten vergleichbar mit Aufbrüchen auf einem zugefrorenen See – starke Zerfransung der Knorpeloberfläche, Bildung von Knorpellappen, die keine Verbindung mehr zum darunter liegenden Knochen haben, beziehungsweise zwiebelartige Ablösung ganzer Knorpelstücke mit oder ohne der darunter liegenden Knochenlamelle.

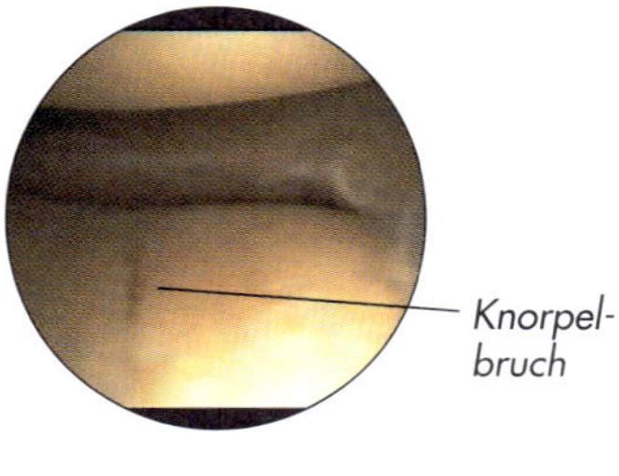

Unfallbedingter Knorpelbruch

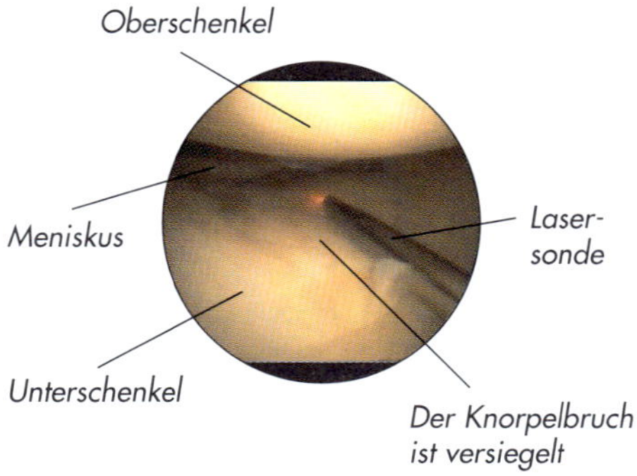

Versiegelung des Bruches mit dem Laser

Der Sinn dieser Operation ist es, eine möglichst glatte und reibungsarme Gelenkoberfläche zu schaffen, ohne aber zu viel Gewebe wegzunehmen.

Mechanische oder motorbetriebene Instrumente können bereits relativ glatte Oberflächen zustande bringen, mit dem Holmium-YAG-Laser lassen sich die Knorpeloberflächen noch schonender und glatter bearbeiten.

Man diskutiert noch einen weiteren Vorteil des Lasers: Durch »Biostimulation« sollen reparative Vorgänge im Knorpel angeregt werden. Mit dem Laser ist es außerdem möglich, Risse im Gelenkknorpel, die entweder auf degenerativem Wege entstehen oder durch einen Unfall bedingt sind, zu verschweißen.

Die Nachbehandlung nach Oberfläche verbessernden Operationen ist einfach: Der Patient kann am selben Tag aufstehen, darf das operierte Bein voll belasten und ist in kurzer Zeit wieder arbeitsfähig. Die Mehrzahl der Patienten profitiert von diesen Operationen, es lässt sich allerdings nicht sagen für wie lange. Durch die geglättete Knorpeloberfläche gleitet das Kniegelenk leichter und reibungsärmer als vorher. Es fallen dadurch weniger Knorpelzufallsprodukte (welche durch ihre »Gelenkgifte« die Zerstörung beschleunigen) an, die Knorpelabnützung und die nachfolgende Arthrose (Gelenkabnützung) schreiten langsamer fort, obwohl sich auch durch diese Operation ein Fortschritt der Abnützung – die ja sowohl den Knorpel als auch den Knochen betrifft – nicht aufhalten lässt.

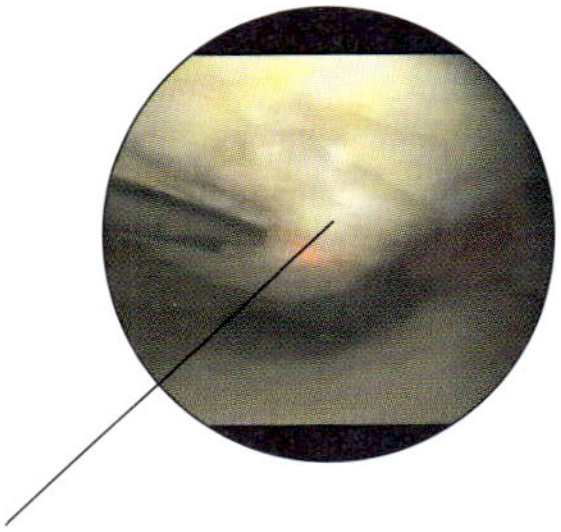

Schwerer Knorpelschaden, Glättung mit dem Laser

B) Bearbeitung des unter dem Knorpel liegenden Knochens

1. Die Knorpel-Knochen-Anbohrung nach Pridie

Sind nur relativ kleine Anteile des unter der knorpeligen Gleitfläche liegenden Knochens fast oder ganz knorpelfrei, können mit sehr dünnen Bohrern oder Bohrdrähten (Durchmesser 2 mm oder darunter) mehrere, etwa 2 – 3 cm tiefe Bohrungen angelegt werden, die die verbliebene Knorpelschicht und die darunter befindliche harte Knochenschale (Kortikalis) durchbohren und bis in den weichen Knochen (Spongiosa) hineinreichen. Sinn dieser Operation ist es, durch Stimulation von Stammzellen des Knochenmarkes neuen Knorpelbelag wachsen zu lassen.

Durch die Anbohrung des Knochens wird das sehr gut durchblutete Knochenmark eröffnet. Das Blut tritt durch den Bohrkanal in das Gelenk und bildet rund um das Bohrloch ein Gerinnsel. Setzt man nun die Bohrlöcher in kleinen Abständen, besteht Hoffnung, dass sich die Blutgerinnsel miteinander verbinden und den Defekt zur Gänze verschließen können. Der neu gebildete Knorpel entspricht allerdings nicht dem originalen hyalinen Knorpel, sondern ist ein so genannter Faserknorpel, dessen Eigenschaften in Bezug auf Elastizität und Stoßdämpfung schlechter sind. Aufgrund dieser Eigenschaften neigt der Faserknorpel zu einer schnelleren Abnützung.

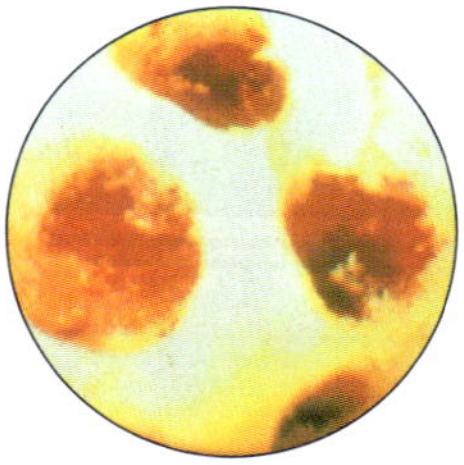

Mehrfache Anbohrung des knorpellosen Knochens

2. Abrasionsarthroplastik

Diese Technik wird bei gleichen Veränderungen wie die Pridiebohrung eingesetzt, nämlich bei nicht zu ausgedehnten Defekten im Knorpelbelag. Die Defekte müssen bis zum Knochen reichen, der Knorpel sollte außerhalb des Defektes möglichst gut sein, außerdem sollte der Patient bereits älter und nicht allzu aktiv sein. Zum Unterschied von der Bohrung wird hier der gesamte Defekt abgetragen. Dazu werden motorisierte Instrumente wie Kugelfräsen verwendet.

Aus meiner Sicht und meiner Erfahrung sollte diese Methode nur bei kleineren Defekten angewendet werden, die die gesamte Knorpeldicke betragen. Der Defekt sollte nicht größer als die Fläche eines Fingernagels sein. Dann sollte man allerdings die gesamte harte Knochenlamelle entfernen (welche in diesem Bereich etwa 3 bis 5 mm dick ist), da sie nicht mehr vital ist. Je stärker die nachfolgende Blutung ist, umso besser: Ein stabiles und dickes Blutgerinnsel – entsprechende Nachbehandlung vorausgesetzt – ist dann hoffentlich in der Lage, den Defekt durch Faserknorpel oder sogar hyalinähnlichen Knorpel zu verschließen. Im Blutgerinnsel wachsen die Knochenmark-Stammzellen. Sie wandeln sich in knorpelbildende Zellen um, die den Knorpeldefekt verschließen sollen.

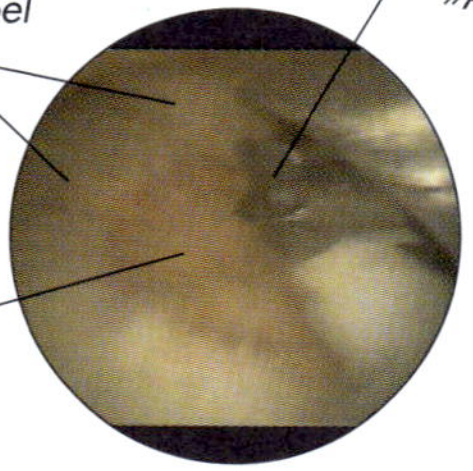

Die Kugelfräse trägt die »tote« Knochengrenzschicht ab und legt den vitalen, blutenden Knochen frei.

Die richtige Nachbehandlung ist von großer Wichtigkeit für beide Techniken: Das operierte Bein muss, je nach Größe des Defektes, für 6 bis 8 Wochen entlastet werden. Mittels Heilgymnastik und zusätzlicher Verwendung einer Motorschiene wird getrachtet, das Kniegelenk so schnell wie möglich wieder frei beweglich zu machen. Ab der 3. Woche kann die Muskelkraft mit Schwellstrom und Theraband beübt werden. Mit Kraftgeräten darf erst ab der 12. Woche begonnen werden.

Schwere körperliche Arbeit sollte dauerhaft eingestellt werden. Als Sportarten empfehlen sich – nach vollständiger Wiederherstellung der Muskelkraft – Schwimmen, Radfahren und evtl. Skifahren bei weichem Schnee.

C) Transplantation eigener Knochen-Knorpel-Teile

Diese Methode wird vorwiegend bei jüngeren Patienten (bis etwa 55 Jahre) angewendet. Als Voraussetzung gilt ein kleiner Knorpelschaden von einigen wenigen Quadratzentimetern in der Belastungszone der inneren oder äußeren Oberschenkelrolle. Der Umgebungsknorpel muss intakt sein. Das Kniegelenk muss stabil sein – falls nicht, muss eine vordere Kreuzbandplastik in gleicher Sitzung durchgeführt werden. Es dürfen auch keine Achsenabweichungen vorliegen. Gegebenenfalls muss eine Achsenkorrektur stattfinden. Im transplantierten Kompartment (Abschnitt) sollte der Meniskus nicht zur Gänze fehlen. Die in Frage kommenden Knorpelschäden entstehen zumeist durch einen Unfall oder durch eine lokale Durchblutungsstörung (Osteochondrosis dissecans – siehe Seite 74 ff.). Die Methode ist deswegen hervorzuheben, da sie in der Lage ist, echten hyalinen (Gelenk-) Knorpel von einer unbelasteten oder wenig belasteten Zone des Kniegelenkes, in eine Hauptbelastungszone zu transferieren.

Methode 1 wurde für kleine Knorpeldefekte entwickelt. Methode 2 stellt einen verzweifelten Versuch dar, das Kniegelenk eines jungen Patienten zu erhalten und das Einsetzen eines künstlichen Kniegelenkes entweder ganz zu vermeiden oder zumindest hinauszuschieben:

1. Mosaikplastik

Von wenig oder nicht belasteten Knorpelarealen des Kniescheibengleitlagers werden mittels scharf schneidender Stanzen Knorpel-Knochen-Zylinder von 1 bis 2 cm Durchmesser entnommen und in Bohrungen eingebracht, die in der Defektzone angelegt wurden. Um eine gute Fixation der Knorpel-Knochen-Zylinder in ihrem neuen Bett zu gewährleisten, wird das Prinzip der Pressfit-Technik angewendet: Die Bohrung wird im Durchmesser 1 mm kleiner als der Zylinder angelegt und der Knorpel-Knochen-Zylinder wird mit einem Kunststoffstößel vorsichtig eingeschlagen. Durch den Press-Sitz kann das Knorpel-Knochen-Stück gut einheilen. Die Technik

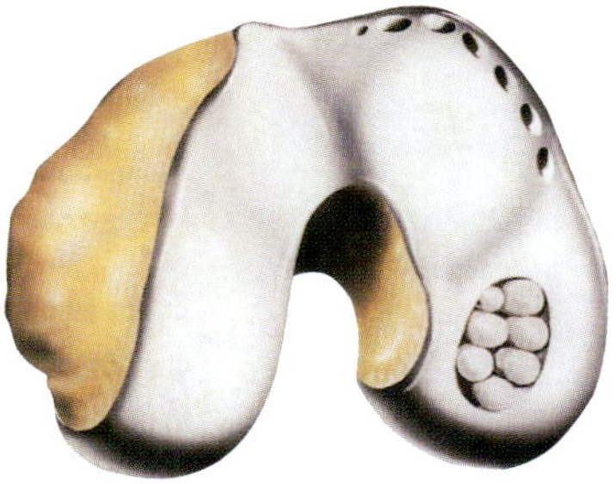

Knorpel-Knochen-Entnahme von Stellen, die wenig Belastung aufweisen und Defektverschluss in der Hauptbelastungszone

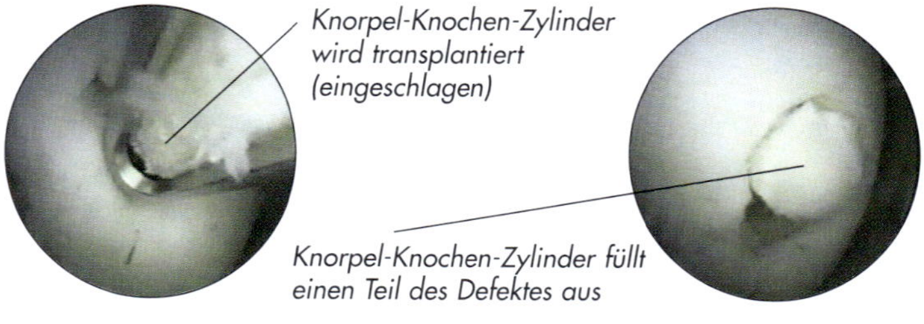

Arthroskopisch durchgeführte Mosaikplastik

wird arthroskopisch oder offen durchgeführt und es können auch mehrere Knorpel-Knochen-Zylinder zur Deckung etwas größerer Defekte verwendet werden. Als Nachteil der Methode gilt, dass die Zwischenräume zwischen den Zylindern nur mit Faserknorpel ausgefüllt werden können.

Nachbehandlung

Das Kniegelenk wird mittels Heilgymnastik und Motorschiene so rasch wie möglich wieder beweglich gemacht. Je nach Größe des Defektes wird eine 4- bis 8-wöchige Entlastung empfohlen.

Arbeitsfähigkeit, Sportfähigkeit

Diese Operation zielt darauf hin, das Kniegelenk wieder vollständig belastbar zu machen. Schwere körperliche Arbeit sowie Knie belastende Sportarten können in der Regel nach 3 bis 4 Monaten wieder aufgenommen werden.

> **Erfolg**
>
> **Kurz- und mittelfristige Ergebnisse nach wenigen Jahren sind sehr ermutigend, die überwiegende Anzahl der Patienten (80 %) zeigt sich sehr zufrieden.**

Komplikationen

Neben den Komplikationen wie Thrombose (ca. 2 %) und Infektionen, die weit unter 1 % der arthroskopischen Knieoperationen betreffen, treten bei ca. 20 % der Patienten Schmerzen im Bereich des Kniescheibenlagers auf. In der Regel verschwinden diese Beschwerden nach einigen Wochen. Weitere mögliche Komplikationen sind das Absterben des gespendeten Knorpel-Knochen-Zylinders und/oder das Auftreten von freien Gelenkkörpern durch abgelöste Knorpel-Knochen-Zylinder bzw. das Auftreten von Knochenbrüchen im Spenderbereich.

Weitere Besonderheiten dieses Vorgehens, die zwar nicht als Komplikationen gewertet werden können, aber auch nicht unerwähnt bleiben sollen, sind: Die transplantierten Zylinder müssen auf Zehntel Millimeter genau der übrigen Knorpeloberfläche angepasst werden (keine Stufen) und auch im Wesentlichen ihre Oberflächenkrümmung haben. Stimmen diese Faktoren nicht, bildet sich Faserknorpel. Die Transplantation von Knorpel-Knochen-Zylindern erfordert also insgesamt ein umsichtiges und genaues operatives Arbeiten.

2. Posteriorer Femurcondylentransfer (Transplantation des hinteren Anteiles der Oberschenkelrolle)

Bei sehr ausgedehnten Knorpel-Knochen-Defekten, die fallweise die gesamte Oberschenkelrolle betreffen können, entnimmt man den hinteren Anteil der Oberschenkelrolle und versetzt ihn nach entsprechender Bearbeitung in den Defekt und somit in die Belastungszone. Dieser hintere Anteil kommt erst bei sehr starker Kniegelenkbeugung in Kontakt zum Unterschenkelknochen, ist also einigermaßen entbehrlich. Diese Operation ist sehr aufwendig und eignet sich für junge Patienten, denen eine Knieprothese (Gleitflächenersatz, Kunstknie) möglichst lange erspart werden muss.

Erfolg

Da die Krümmung der hinteren Oberschenkelrolle selbstverständlich nicht ganz der Krümmung der Belastungszone entspricht, handelt es sich in jedem Fall um eine Defektheilung. Für junge Patienten mit ausgedehnten Zerstörungen des Knorpels und Knochens in der Belastungszone stellt diese Operation eine möglicherweise Gewinn bringende Option dar. Die Operation ist aber kein Routineeingriff!

D) Transplantation eigener, gezüchteter Knorpelzellen, Gentherapie der Arthrose

Bei diesen Methoden handelt es sich um neuartige Behandlungsverfahren, die sich zum Teil noch im Experimentalstadium befinden. Die Idee dahinter ist, einen tiefreichenden aber umschriebenen Knorpeldefekt durch körpereigene oder sogar durch gezüchtete »Ersatzteile« zu verschließen. Ziel dieser Verfahren ist es, den hyalinen Gelenkknorpel originalgetreu wiederherzustellen. Mit diesen Verfahren werden derzeit kleine knorpellose Stellen repariert. Man wendet sie zunehmend bei bereits schwerer Arthrose und in Kniegelenken, bei welchen der Knorpel fast vollständig zerstört ist, an. Diese »biologische« Totalendoprothese, also die Wiederherstellung der normalen Gleitfläche, ist zwar bereits Wirklichkeit, über ihre Haltbarkeit kann aber noch nichts gesagt werden. Außerdem darf nicht vergessen werden, dass die Arthrose nicht nur eine Erkrankung des Gelenkknorpels, sondern auch des darunter befindlichen Knochens ist (siehe Kapitel Arthrose). Wie alle Reparaturverfahren von Knorpeldefekten haben auch diese Methoden Ausschlusskriterien: Achsenfehlstellungen und Instabilitäten müssen in gleicher Sitzung mitbehandelt werden. Nach dem etwa 55. Lebensjahr scheinen diese Methoden (aufgrund der geringeren Fähigkeit der Gewebe zur Knorpelbildung) nicht mehr zu funktionieren. Bei entzündlichen Gelenkerkrankungen (z. B. rheumatischer Arthritis) und schwersten Abnützung (Arthrose) können sie ebenfalls nicht angewendet werden.

1. Autologe Chondrozyten-implantation

Diese Operations-Methode kommt dem Traum, einen Knorpeldefekt durch eigene Knorpelsubstanz vollständig reparieren zu können, schon sehr nahe. Vor etwa 12 Jahren propagierte eine schwedische Forschergruppe die Transplantation von Beinhaut zur Deckung eines kleinen aber die gesamte Knorpeldicke betreffenden Defektes. Unter die Beinhaut wurden im Labor kultivierte und x-fach vermehrte Knorpelzellen eingespritzt.

Vor ca. 6 Jahren wurde die Methode dahingehend verbessert, dass die Knorpelzellen auf eine Trägerstruktur aus Kollagen (Bindegewebsfasern) aufgebracht wurden. Damit ließen sich die Knorpeldefekte wie mit einer Art Pflaster verschließen. Die Operationstechnik wurde dadurch deutlich einfacher. Kollagen besitzt jedoch einige Nachteile, sodass weitere Verbesserungen dieser Knorpelreparaturmethode notwendig wurden.

Einer Forschergruppe aus Bologna gelang es, die patienteneigenen Knorpelzellen (Chondrozyten) auf eine Trägermatte aus natürlicher Hyaluronsäure aufzubringen. Erst dadurch wurde es möglich, echten, patienteneigenen Gelenkknorpel in defekte Gelenke zu transplantieren!

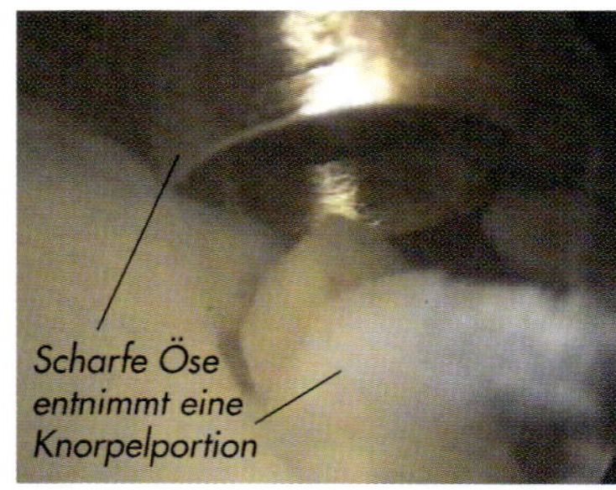

Entnahme einer reiskorngroßen Knorpelportion. Aus dieser wird durch Züchtung und Vermehrung neuer Knorpel gebildet.

Mir war es vergönnt, als Erster in Österreich eine Knorpeltransplantation nach dieser neuen Methode vorzunehmen. Den

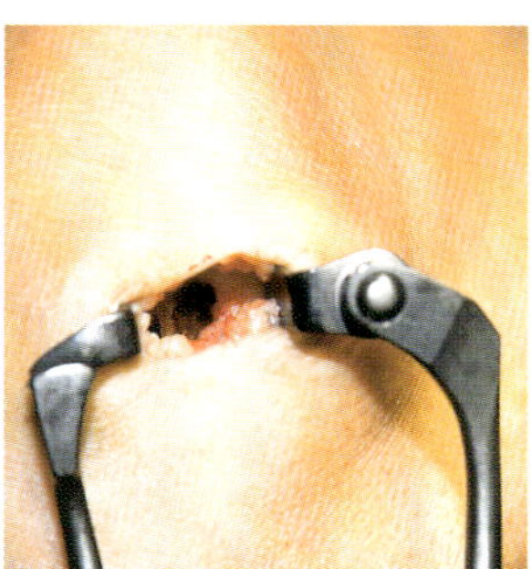

Knorpeldefekt in der Belastungszone, vollständige Knorpelablösung

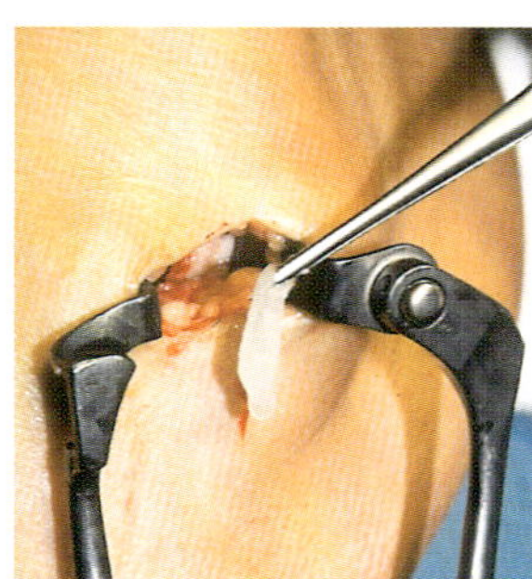

Der gezüchtete Knorpel wird ins Knie eingebracht.

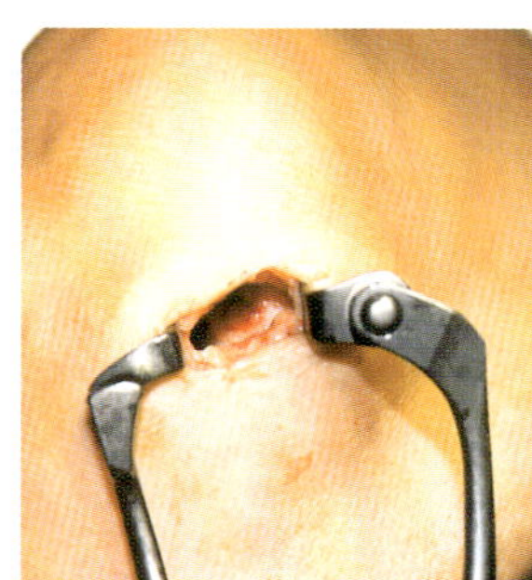

Vollständige Deckung mit dem gezüchteten Knorpel

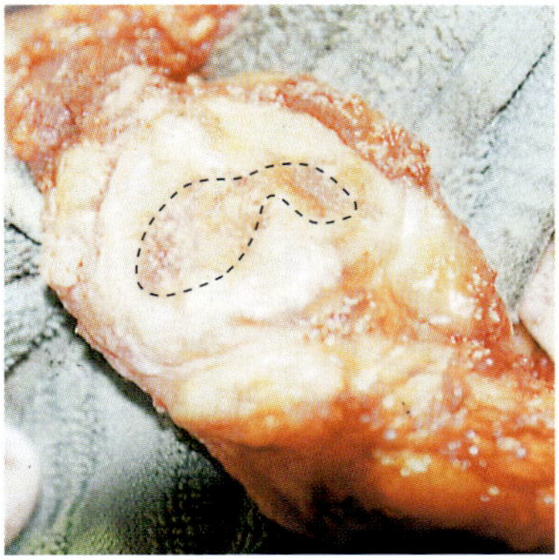

Schwerer Knorpelschaden an der Kniescheibenrückfläche, über 50 % der Knorpelfläche fehlen.

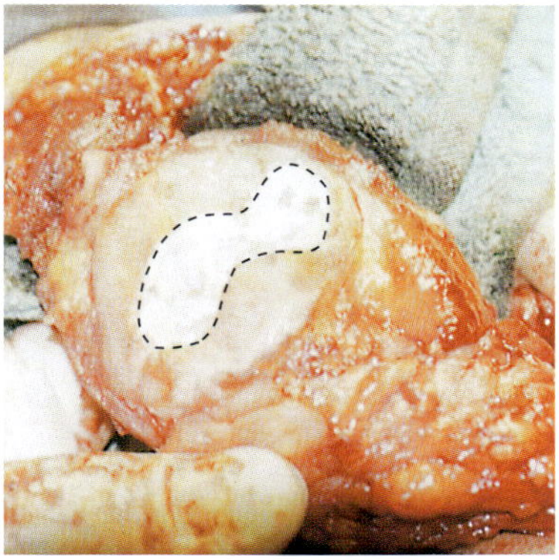

Der Knorpeldefekt wurde durch patienteneigenen, gezüchteten Knorpel ersetzt.

Empfehlungen folgend wandte ich die Operation zunächst nur bei kleinen und nur einen Gelenkpartner betreffenden Defekten an.

Mit zunehmenden Erfolgen wurde die Operation dann auf größere Defekte und auf beide Gelenkflächen ausgeweitet. Es ist eine sehr befriedigende Methode, knorpellose Gelenke nach entsprechender Vorbereitung des Knochenlagers mit den neuen Knorpelstücken zu überziehen, geradezu zu »tapezieren«, damit kann man offenbar echt heilen!

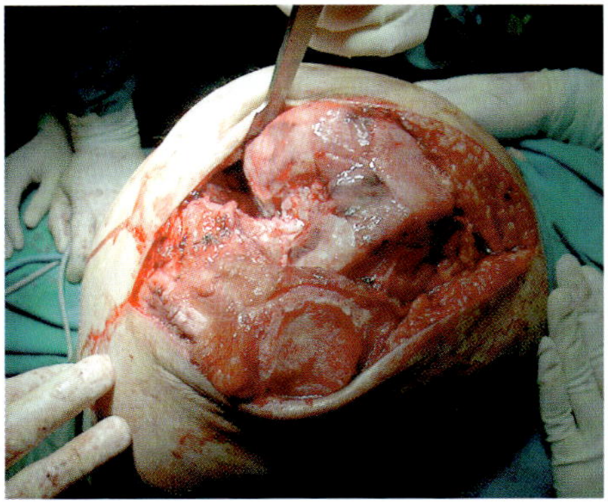

Bei diesem Knie wurde praktisch der gesamte Knorpelbelag erneuert.

So war es nur eine Frage der Zeit, die Methode so weit auszudehnen, dass einmal ein ganzes Kniegelenk mit neuem Knorpel überzogen wurde (natürlich kombiniert mit vielen Zusatzmaßnahmen).

So entstand die »biologische Totalendoprothese«.

Nachbehandlung

Die Nachbehandlung ist für diese Operation von großer Wichtigkeit.

Das Kniegelenk muss auch hier bewegt werden und darf für 8 Wochen nicht belastet werden.

Erfolg

Die Operationstechnik ist nur wenige Jahre alt. Die mittelfristigen Ergebnisse sind in 90 % gut und sehr gut bei der schwedischen Methode und bei der neuen verbesserten italienischen Methode in 95 % sehr gut bei einem Beobachtungszeitraum von 4 Jahren. In dieser Studie sind aber nur kleine Defekte enthalten. Die längsten österreichischen Ergebnisse liegen 2 1/2 Jahre zurück und stammen aus meiner Klinik. Mittlerweile haben wir 22 Patienten operiert – die meisten von ihnen haben große und größte Defekte gehabt (biologischer Ersatz nahezu der kompletten Gleitflächen). Die kurzfristigen Ergebnisse zeigen tatsächlich bei allen Patienten eine Verbesserung des Zustandes gegenüber vor der Operation. Prozentangaben sind nach dieser kurzen Zeit nicht aussagekräftig, wir werden detaillierte, mittelfristige Ergebnisse in ein bis zwei Jahren präsentieren können – aus heutiger Sicht kann aber bereits gesagt werden, dass die meisten Patienten mit dem Operationsergebnis sehr zufrieden sind.

Nachteile

Neben den oben erwähnten Ausschlusskriterien birgt dieser Operationsmethode leider auch einige Nachteile: Es ist zwar sehr anzunehmen, aber noch nicht in Langzeitstudien bewiesen, dass diese Methode anderen Knorpel-Reparaturverfahren überlegen ist. Außerdem fallen auf Grund des enormen Aufwandes Kosten von derzeit 6.800 Euro (für eine Standard-Läsion) für das Kultivieren der Zellen an.

Aus heutiger Sicht stellt die autologe Knorpelzellen-Implantation nach der neuen Matrix-unterstützten Methode eine ausgezeichnete Möglichkeit dar, Knorpeldefekte aller Größen zu verschließen (allerdings gilt: Je kleiner – desto besser). Die biologische Totalendoprothese (also der Überzug aller Gelenkflächen mit eigenem Knorpel) ist nach wie vor eine Ausnahmeoperation. Ich biete sie nur jenen Patienten an, die aus verschiedenen Gründen (jugendliches Alter, Wunsch nach sportlicher Belastung nach der Operation, Ablehnung eines künstlichen Kniegelenkes aus Metall) für ein künstliches Implantat nicht in Frage kommen.

2. Ausblick in die Zukunft: Gen-Therapie in der Arthrosebehandlung

Nach neuer Betrachtungsweise entsteht Arthrose wahrscheinlich nicht nur aufgrund des mechanischen Knorpelabriebs, sondern aufgrund eines gestörten biologischen Gleichgewichtes zwischen Knorpel und Knochen in einem Gelenk. Durch Degeneration oder Unfall geschädigte Knorpelzellen haben keine Fähigkeit zur selbständigen Heilung. Ursache dafür ist die fehlende Aktivierung von so genannten Mediatoren, also Eiweißstoffen, welche im Blut vorkommen. Knorpelgewebe ist nicht durchblutet. Der Knorpelzelle muss also erst die genetische Fähigkeit zur Aktivierung von Mediatoren »beigebracht« werden. Diese genetische Information wird im Labor unter anderem durch bestimmte Viren in Knorpelzellen transferiert. Dadurch gelingt es, die frühe Abnützung beziehungsweise Zerstörung eines defektverschließenden Ersatzknorpels (wie er z. B. nach Knochenbohrungen wächst) zu verhindern, also seine Haltbarkeit zu steigern. Andererseits kann durch diese Technik in einem leicht geschädigten Gelenk der Fortschritt der Abnützung gestoppt werden.

Operationstechnisch wäre folgende Vorgangsweise denkbar: Genauso wie bei einer Transplantation eigener, laborkultivierter Knorpelzellen wird von einem (nicht benötigten) Teil des Gelenkknorpels eine kleine Probe entnommen. Die Zellen werden dann nicht nur vermehrt, sondern auch mit genetischer Information »geimpft« und in den Knorpeldefekt eingebracht, wo sie sich mit dem gesunden Umgebungsknorpel verbinden und den Defekt mit völlig normalem, hyalinem Knorpel verschließen. Allerdings wird es nicht zweckmäßig sein, nur ein Gen in die Knorpelzelle einzubringen. Unter natürlichen Bedingungen entsteht nämlich ein Original-Gelenkknorpel durch das Zusammenwirken verschiedener Mediatoren in unterschiedlichen Konzentrationen, zu unterschiedlichen Zeiten und mit einer genau festgelegten Abfolge. Die Wechselwirkungen zwischen den Mediatoren und die Reihenfolge ihrer Wirksamkeit sind noch nicht ausreichend erforscht. Die Zukunft der Arthrosebehandlung wird genauso wie die Zukunft jedes anderen medizinischen Zweiges von innovativen Techniken beherrscht sein. Es ist durchaus vorstellbar, dass in gar nicht so ferner Zukunft Knorpelreparaturen durch gen-aktivierte Wachstumsfaktoren Einzug in den medizinischen Alltag finden werden.

Außerdem wird es in Zukunft vermutlich auch möglich sein, künstliche Gleitflächen beziehungsweise Totalendoprothesen (künstliche Kniegelenke) nicht mehr implantieren zu müssen, weil kommerzielle Bio-Labors in der Lage sein werden, aus wenigen Knorpelzellen komplette, eigene knorpelige Gleitflächen herzustellen.

Arthrose

Arthrosis deformans, Osteoarthrose = degenerative Gelenkabnützung

Gonarthrose = Kniegelenkabnützung

Für ein gut funktionierendes Gelenk ist es notwendig, dass der Knochen als Trägermaterial und der Knorpelbelag als Gleitfläche in einem ausgewogenen Gleichgewicht zueinander stehen. Das Innere des Knochens besteht aus einem Netzwerk feiner Knochenbälkchen (Spongiosa), die sehr gut dafür geeignet sind, Gewicht zu tragen. Die äußere Festigkeit bekommt dieses dreidimensionale Netz durch eine etwa 3 bis 5 mm dicke Hülle aus festem Knochen (Kortikalis).

Während Knochengewebe sehr gut durchblutet ist, finden sich im Knorpelgewebe keine Blutgefäße. Der Knorpel wird ausschließlich von der Kniegelenkflüssigkeit (Synovia) ernährt. Durch Belastung und Entlastung können wichtige Stoffe in den Knorpel aufgesaugt beziehungsweise Abfallprodukte aus dem Knorpel herausgepresst werden. Durch so genannte präarthrotische Faktoren (Faktoren, die zur Arthrose führen können) kann eine Störung des Gleichgewichtes zwischen Knorpel und Knochen auftreten, dann ist bereits das normale Gehen für das Kniegelenk zu viel Belastung und nach einer gewissen Zeit sind der Abnützung Tür und Tor geöffnet. Durch verminderten Flüssigkeitsaustausch im Knorpel kommt es zur Schädigung der so genannten Grundsubstanz, jenes Bestandteiles, der für die Elastizität verantwortlich ist. Die für die Festigkeit des Knorpels verantwortlichen, ineinander verflochtenen Fasern brechen auf und der Knorpel verliert seine Fähigkeit, nahezu reibungslos zu gleiten. Ist die normalerweise außerordentlich glatte Oberfläche des Knorpels einmal aufgebrochen und rau geworden, fallen bei jeder Kniegelenkbeugung und -streckung Abriebprodukte an, es kommt zur Schwellung und Entzündung der Kniegelenkinnenhaut (aktivierte Arthrose) mit Ergussbildung und Schmerzen.

Die Abriebprodukte selbst haben nicht nur negative, mechanische, sondern auch enzymatische (knorpelauflösende) Eigenschaften und führen somit auch auf biologischem Wege zu einer weiteren Zerstörung des Knorpelbelages. Somit besteht ein circulus vitiosus (Teufelskreislauf), der unter Umständen bis zu einer totalen Zerstörung des Knorpelbelages führen kann. Bereits in frühen Phasen der Knorpelzerstörung beginnt auch eine Mitreaktion am Gewicht tragenden Knochen: Da der geschädigte Knorpel nicht mehr in der Lage ist, die Belastungskräfte abzufedern, werden sie direkt an den Knochen weitergeleitet. Da der Knochen aber fast keine Elastizität aufweist, treten sowohl an der Grenzlamelle als auch an den Spongiosabälkchen Schäden auf. Durch kleinste Knocheneinbrüche kommt es zu Blutungen im Knorpel-Knochen-Grenzgebiet mit weiterer Knorpelablösung und Hohlraumbildung (Zysten) sowie zu Verdichtung und teilweisem Absterben der Knochengrenzlamelle.

Um die Kräfte besser aufnehmen zu können, unternimmt das Gelenk einen »verzweifelten« Versuch, die Druckaufnahmefläche zu vergrößern: An den Knochenrändern, sowohl in der Mitte des Kniegelenkes, in unmittelbarer Nähe der Kreuzbänder, als auch an den Außenseiten unter den in diesem Stadium bereits meist kaputten Menisken, werden am Ober- und Unterschenkel sowie an der Kniescheibe knöcherne Randleisten (Osteophyten) angebaut. Leider hilft diese Selbstrettungsmaßnahme dem Gelenk in den allermeisten Fällen nicht, sie schadet ihm sogar noch mehr. Die Knochensporne und Randleisten behindern sowohl die Streckung als auch die Beugung des Gelenkes, erzeugen noch mehr Reibung und

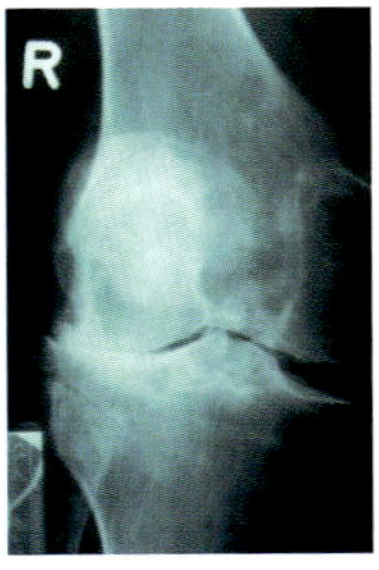

Schwere Arthrose des rechten Kniegelenkes, außenseitig vollständiger Knorpeluntergang und Deformierung zum X-Bein

Von den vielen präarthrotischen Faktoren seien folgende erwähnt:

1. Mechanische Faktoren:

a) Überlastung eines Knieanteiles durch X- oder O-Bein

b) Schiefstellung des Gelenkspaltes durch angeborene Fehlbildung einer Oberschenkelrolle

c) Meniskusschäden, welche jahrelang nicht operativ saniert wurden, ein komplett fehlender Meniskus, nach früher durchgeführten totalen Meniskusentfernungen, ev. ein Scheibenmeniskus

d) häufige Verrenkungen (Luxationen) der Kniescheibe

e) Fehlbildungen der Kniescheibe

f) Instabilität, z. B. bei gerissenem vorderem Kreuzband

g) Übergewicht

h) Inaktivität oder Überlastung

i) Unfälle

2. Biologische Faktoren:

a) angeborene (konstitutionelle) Knorpelminderwertigkeit

b) schlechte Durchblutung des gelenknahen Knochens

c) Blutstau durch Krampfadern

d) hormonelle Faktoren: Klimakterium, Schilddrüsenunterfunktion

e) Erkrankungen des Zentralnervensystems: Schlaganfall, Missbildungen, Tumoren etc.

f) Zuckerkrankheit (Diabetes mellitus)

3. Entzündliche Faktoren:

a) Gicht

b) chronische Polyarthritis (rheumatische Gelenkentzündung)

c) bakterielle (infektiöse) Kniegelenkentzündung

Abrieb, tangieren (berühren) sogar die Bänder und können z. B. zu Rissen im vorderen Kreuzband führen.

Beschwerden bei der Kniegelenkabnützung

Die Gonarthrose kann lange Zeit – in Einzelfällen sogar Jahrzehnte – stumm und schmerzlos verlaufen. Durch Faktoren wie Überlastung, vorübergehende Abwehrschwäche, Wettereinflüsse, Herdbelastung (streuende Entzündungsherde, z. B. ein chronisches Zahngranulom) oder psychischen Stress kann eine stumme Arthrose in eine aktivierte Arthrose übergeführt werden. Es kommt zum Auftreten von Schmerzen, die insbesondere bei den ersten Schritten nach einer Ruhephase auftreten und bei längerem Gehen eher besser werden. Außerdem treten Spannungsgefühle im Kniegelenk auf, die von einer Vermehrung der Gelenkflüssigkeit (Gelenkerguss) herrühren. Später kommt es zur Einschränkung der Beweglichkeit, also zur Verminderung der Streck- und Beugefähigkeit und zu Dauerschmerzen. Zusätzlich treten Schmerzen in den Muskelgruppen des Ober- und Unterschenkels auf, die vergeblich versuchen, durch vermehrte Anspannung das Gleichgewicht im Gelenk wiederherzustellen. Viele Patienten mit Kniegelenkarthrose sind stark wetterfühlig und klagen insbesondere bei Wetterwechsel und bei kaltem und feuchtem Wetter über sehr starke Beschwerden.

Im fortgeschrittenen Krankheitsstadium kommt es zu zunehmender Einsteifung des Kniegelenkes, verbunden mit Muskelverkürzungen, Muskelschwund, teilweise massiven Gelenkaufreibungen und Gelenkergüssen sowie fallweise unerträglichen Schmerzen. Der Vollständigkeit halber soll an dieser Stelle auch erwähnt werden, dass aufgrund von Nervenprojektion Kniegelenkschmerzen manchmal auf eine Hüfterkrankung hindeuten.

Keineswegs gehen die Beschwerden mit dem Ausmaß der im Röntgen sichtbaren Veränderungen konform: Oft genug sieht man Patienten mit sehr geringen röntgenologischen Veränderungen, die an sehr starken Schmerzen leiden und umgekehrt findet man bei Patienten mit schwersten radiologischen Destruktionen (Zerstörungen) eine relative Beschwerdearmut und gute Funktionalität vor.

Therapie der Gelenkabnützung

A) Konservativ

Sämtliche Arten der schon beschriebenen konservativen Therapie kommen zur Anwendung. Außerdem sollte – so weit es möglich ist – versucht werden, arthroseauslösende bzw. -verstärkende Faktoren zu eliminieren. Empfehlenswert wäre es, Übergewicht zu reduzieren sowie Bewegungsarmut oder Überlastung in normale Bahnen zu lenken. Lokale Durchblutungsstörungen sollten ebenso wie Krampfadern bedingter Blutstau untersucht und behandelt werden. Ein Diabetes mellitus (Zuckerkrankheit) sollte gut eingestellt sein. Auf 3 Arten der Behandlung sei hier noch einmal kurz hingewiesen, da sie meiner Erfahrung nach sehr effizient sind:

1. Im akuten, entzündlichen Stadium hilft nach einer eventuell notwendigen Punktion des Ergusses die einmalige Injektion eines Gemisches von Kortison mit Lokalanästhetikum, gefolgt von einer wöchentlichen Injektion von Hyaluronsäure (Hyalgan). Insgesamt werden 5 Hyalganinjektionen verabreicht.
2. Zusätzlich kann bei sehr starken Schmerzen auf schmerzstillende und antirheumatische Tabletten zurückgegriffen werden.
3. Im chronischen Stadium hat sich die Anwendung der Lasertherapie bewährt.

B) Operativ

Die operative Therapie der Gonarthrose verfolgt 2 Ziele: Zum einen sollen ebenfalls arthroseauslösende bzw. -verstärkende Faktoren minimiert werden, zum anderen soll die Gleitfläche entweder so weit wie möglich repariert werden oder – falls dies nicht möglich ist – durch eine künstliche Gleitfläche (Totalendoprothese) ersetzt werden.

Folgende Operationen schalten präarthrotische Deformitäten aus:

Besteht ein X-Bein oder ein O-Bein und ist die Arthrose nicht zu weit fortgeschritten, wird – zusätzlich zu arthroskopischen, knorpelchirurgischen Maßnahmen im Kniegelenk – eine Geradestellung der Beinachse vorgenommen.

Besteht eine Instabilität, wird bei beginnenden Abnützungserscheinungen zusätzlich zu knorpelchirurgischen Maßnahmen eine Stabilisierung des Kniegelenkes, wie beispielsweise eine vordere Kreuzbandplastik, durchgeführt.

Diese Maßnahme hat allerdings bei stärkerer Abnützung keinen Sinn mehr.

Die immer wiederkehrende (habituelle) Kniescheibenverrenkung wird durch Versetzung des Kniescheibenbandes oder durch kapselraffende Maßnahmen korrigiert.

Auch diese Operation ist nur dann sinnvoll, wenn erst geringgradige Abnützungserscheinungen vorliegen. Die im Kapitel Knorpelschäden beziehungsweise im Kapitel Übergang zur Arthrose beschriebenen knorpelchirurgischen Maßnahmen können zum Teil auch bei mittelschweren und schweren Arthrosen angewendet werden.

Sieht der Operateur bei der Arthroskopie einer mittelschweren oder schweren Arthrose noch eine Chance, das eigene Gelenk erhalten zu können, kombiniert er die ganze Palette der arthroskopischen Behandlung von Abnützungserscheinungen. Dieses Vorgehen nennt sich »Debridement« oder »Gelenktoilette«: Zerschlissene oder eingerissene Meniskusteile werden entfernt, Anteile stark entzündlich veränderter Gelenkinnenhaut ebenfalls (Synovektomie).

Je nachdem, ob die Gleitfläche noch abgenutzten Restknorpel aufweist oder bereits knorpellos ist, wird die Vorgangsweise angepasst: Restknorpelinseln werden geglättet. Knorpelloser, aber glatter Knochen wird belassen, da seine Reibung nicht allzu groß ist. Sind in den Knochen bereits stärkere Rillen eingeschliffen, werden sie glatt gefräst. Bestehen größere Knochensporne und Randleisten, prüft man unter arthroskopischer Kontrolle, ob sie am Gelenkpartner reiben beziehungsweise die Beugung und Streckung behindern. Nötigenfalls werden diese Auflagerungen arthroskopisch abgetragen.

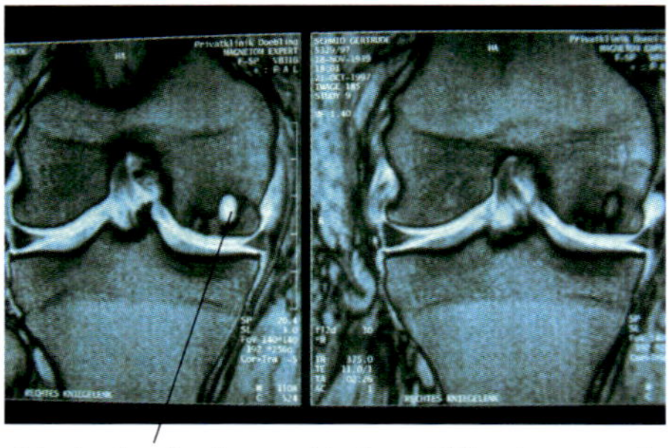

Nach abgelaufenem Morbus Ahlbäck Knorpeluntergang und arthrosebedingter Hohlraum im Knochen.

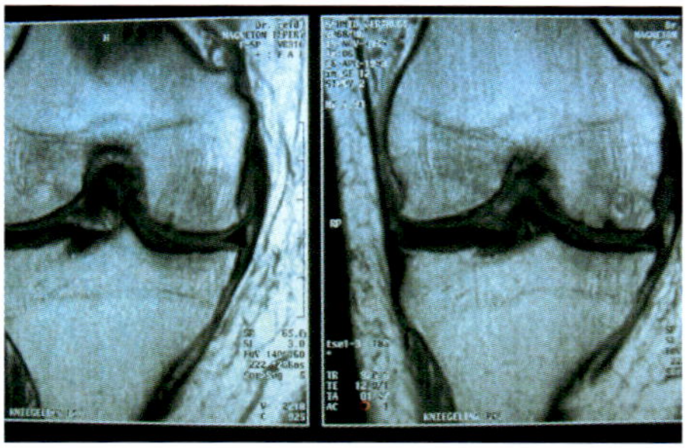

1 Jahr nach arthroskopischer Anbohrung ist der Hohlraum fast verschwunden, die Gelenkoberfläche deutlich verbessert und der Patient schmerzfrei.

Mit diesem Vorgehen lassen sich häufig – bei entsprechender Erfahrung des Operateurs – erstaunliche und jahrelange Verbesserungen in Bezug auf Schmerz und Funktion erzielen, sodass die Implantation einer Totalendoprothese (die ja nicht ganz risikofrei ist) entweder ganz vermieden oder zumindest lange hinausgeschoben werden kann.

Ein weiterer Vorteil des arthroskopischen Vorgehens ist, dass der Eingriff den Patienten wenig belastet und dass in aller Regel ein längeres, entlastendes Gehen mit 2 Unterarmstützkrücken nicht notwendig ist.

Das arthroskopische Debridement (Glättung und Verschönerung der Gelenkoberfläche) hat aber auch große Nachteile: Eine Prognose über den Erfolg lässt sich nicht zuverlässig erstellen.

International anerkannte, große Studien zu diesem Thema fehlen.

Man sollte den Patienten in einem längeren Gespräch darüber aufklären, dass diese Operation bei relativ geringer postoperativer Belastung und relativ geringem Risiko eine Chance bietet, die Totalendoprothese vermeiden zu können.

Erscheinen die radiologischen Veränderungen dem behandelnden Arzt als zu schwerwiegend, ist der Patient alt, inaktiv und leidet er nicht nur bei Belastung, sondern auch in Ruhe an nicht beherrschbaren Schmerzen oder zeigt es sich bei der Arthroskopie, dass ein zufrieden stellendes Ergebnis mit der arthroskopischen Technik nicht zu erwarten ist, wird eine künstliche Gleitfläche (Totalendoprothese) entweder nur in einem Teil des Kniegelenkes oder im ganzen Kniegelenk eingebaut.

Eigenes Therapiekonzept bei Knorpelschäden und Arthrose

Mein Therapiekonzept sieht ein konsequentes Beschreiten der so genannten Stufentherapie vor:

- Von einfachen, nicht schmerzhaften Behandlungen ausgehen und die nächste Stufe erst dann besteigen, wenn die vorige nicht nützt.
- Nicht operieren, so lange irgendeine Hoffnung besteht, mit konservativen Mitteln das Ziel zu erreichen.
- Wenn operiert werden muss, zuerst das kleinste, sinnvolle, arthroskopische Verfahren auswählen.
- So lange wie möglich gelenkerhaltend operieren – die Totalendoprothese erst dann einsetzen, wenn keine andere Möglichkeit mehr besteht.

Manchmal müssen Stufen übersprungen werden, z. B. dann, wenn heftige, akute, unstillbare Schmerzen bestehen.

Stufe 1: physikalische Therapie, Salben, Umschläge, Condrosulf (knorpelaufbauendes Präparat in Tablettenform aus Chondroitinsulfat), Bandagen, Reduktion des Körpergewichtes, Reduktion der sportlichen oder arbeitsbedingten Kniebelastung

Stufe 2: Hyalgan (Knorpelaufbau), evtl. Kortisoninjektion und (bei Erguss) Kniepunktion

Stufe 3: Arthroskopische Sanierung (Gelenktoilette), vielfältige Möglichkeiten: auswaschen, entfernen, glätten, anbohren, anfrischen, nähen, ersetzen, transplantieren

Stufe 4: Zusätzlich zur arthroskopischen Gelenktoilette: Achsenumstellung oder Kniescheibenzentrierung oder Bandrekonstruktion

Stufe 5: Totalendoprothese oder Schlittenprothese. Selten: Gelenkversteifung

Ergebnis-Studie

Schließlich möchte ich – nicht ohne Stolz – eine eigene retrospektive (rückblickende) Studie präsentieren. Im Verlauf von 10 Jahren wurden in meiner Ordination über 10.000 Kniepatienten konservativ und in meiner Abteilung für arthroskopische Gelenktherapie und Fußchirurgie der Privatklinik Grinzing über 1.000 Patienten mit schweren und schwersten Kniegelenkschäden arthroskopisch behandelt. Obwohl ich aus den positiven Reaktionen der Patienten aus den Jahren nach ihrer Operation ein gutes Gefühl über den Erfolg der Methode gewonnen hatte, galt es, Erfolg oder Misserfolg nicht nur gefühlsmäßig, sondern auch wissenschaftlich auszuwerten:

85 % der Patienten kamen mit der konservativen Therapie zurecht, 15 % wurden operiert.

Ziel der Studie war es zu überprüfen, wie viele ältere Patienten mit schweren Kniegelenkschäden mit der rein arthroskopischen Technik das Auslagen fanden und wie zufrieden sie waren bzw. welche

Patienten nochmals operiert werden mussten und ob sie eine Totalendoprothese bekamen.

In die Studie wurden 200 nach dem Zufallsprinzip ausgewählte Patienten aufgenommen, deren Operation 3 bis 7 Jahre (im Durchschnitt 5 Jahre) zurücklag. Beurteilt wurden Schmerzen, Beweglichkeit des Kniegelenkes, Stabilität, Gehleistung, Stiegensteigen und die subjektive Beurteilung des Operationserfolges durch den Patienten. Die Ergebnisse wurden in einem international gültigen Skore (Int. Knee Society Score) ausgewertet.

Die meisten Patienten, nämlich 75 %, waren weiblich. 68 % der Patienten waren über 60 Jahre alt. Bei 95 % der über 60-Jährigen wurden bei der Arthroskopie Knorpelschäden der Stadien III und IV und mäßige bis starke radiologische Zeichen der Arthrose gefunden – das weitere Schicksal dieser Patienten war für mich also besonders wichtig:

62 % der Männer und 75 % der Frauen waren mit der Operation sehr zufrieden und auch das objektive Ergebnis war sehr gut. Bei 3 % der Frauen war das Ergebnis noch gut.

11 % der Frauen und 13 % der Männer benötigten später eine Totalendoprothese. Bei weiteren 11 % der Frauen und 25 % der Männer war das Ergebnis schlecht, die Patienten wünschten aber trotzdem keine weitere Operation. Die arthroskopische Gelenksanierung brachte bei jüngeren Patienten und bei geringen Knorpelschäden der Stadien I und II – je nach Gruppe – in 88 bis 100 % der Fälle sehr gute Ergebnisse.

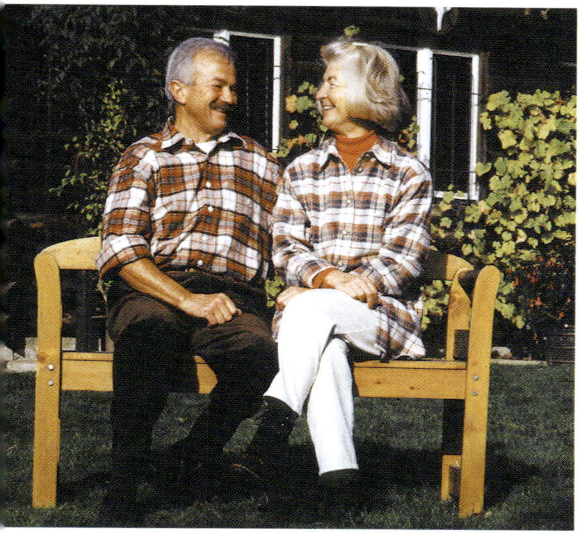

Zusammenfassend kann gesagt werden, dass nach meinen Ergebnissen selbst über 60-jährige Patienten mit schweren Knorpelschäden in 89 % mit einer rein arthroskopsichen Gelenksanierung im Durchschnitt 5 Jahre lang vor einer Totalendoprothese bewahrt werden konnten! Von diesen Patienten mit erhaltenem eigenem Kniegelenk boten 85 % ein sehr gutes, 2 % ein mäßiges und nur 13 % ein schlechtes Ergebnis.

Der Erfolg der arthroskopischen Gelenksanierung bei älteren Patienten über 60 Jahre mit schwersten Knieschäden betrug bei Männern 62 % und bei Frauen 75 % – sie benötigten kein künstliches Gelenk.

Aseptische Knochennekrosen

örtlich begrenztes Absterben von Knochengewebe ohne infektiöse Ursache

Aseptische Knochennekrosen kommen am Kniegelenk an unterschiedlichen Lokalisationen vor. Am häufigsten betroffen ist die innere Oberschenkelrolle (medialer Femurcondylus), die Erkrankung kann aber auch den innenseitigen Schienbeinkopf oder seltener außenseitige Knieanteile und die Kniescheibe erfassen.

Die Erkrankung tritt typischerweise entweder in der Jugend (Osteochondrosis dissecans, Morbus Schlatter, aseptische Nekrose des unteren Kniescheibenpoles) oder im reifen Erwachsenen- bis Greisenalter (Morbus Ahlbäck) auf.

Von aseptischen Knochennekrosen ist besonders das männliche Geschlecht betroffen. Ursache des Absterbens von Knochengewebe ist eine arterielle Minderdurchblutung mit zusätzlichen venösen Stauungserscheinungen. Warum es zu diesen Gefäßverschlüssen oder Gefäßverengungen kommt und warum gerade bestimmte Knochen im menschlichen Körper – so auch Teile des Kniegelenkes – davon betroffen sind und andere nicht, ist nicht endgültig geklärt. So wie bei einem Herzinfarkt ein Teil des Herzmuskelgewebes abstirbt, stirbt auch bei dieser Erkrankung ein Teil des Knochens ab. Während Herzmuskelgewebe bei Nichtdurchblutung in nicht kontraktiles (zusammenziehbares) Narbengewebe übergeht, kommt es am Knochen durch einsprießende neue Gefäße zu meist ungeordneten Reparations- und Wucherungsvorgängen.

Es werden vielfältige Gründe für die Entstehung von aseptischen Knochennekrosen diskutiert: Stoffwechselstörungen, beispielsweise die Zuckerkrankheit (Diabetes mellitus), die Erhöhung der Blutharnsäure (Hyperurikämie) oder Erkrankung der Bauchspeicheldrüse (Pankreatitis). Weitere Faktoren können Gasembolien (z. B. bei Tauchern), Fettembolien, hoch dosierte Kortisontherapien und nicht zuletzt Alkoholismus sein. Auch Überlastungen, Unfälle oder erbliche Faktoren werden verantwortlich gemacht. Manchmal findet man absolut keine Ursache für eine Knochennekrose – dann nennt man sie »idiopathisch«.

Morbus Schlatter (Morbus Osgood-Schlatter)

Diese Erkrankung befällt vorwiegend Knaben zwischen dem 7. und 16. Lebensjahr. Sie äußert sich in einer schmerzhaften

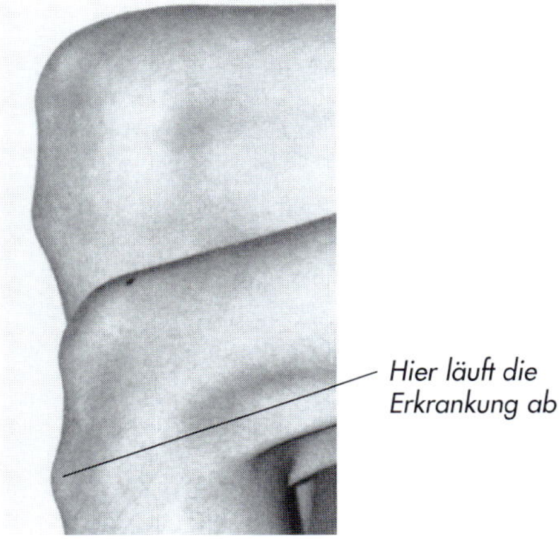

Höckerartige Auftreibung unter der Kniescheibe

Schwellung im Ansatzbereich des Kniescheibenbandes. Die Wachstumsplatte bildet dort eine vordere Knochenzunge (Apophyse des Tibiakopfes) – siehe Abbildung, Seite 73.

Aufgrund einer lokalen Durchblutungsstörung kommt es zu einer Störung der Verknöcherung des Knochenkernes in der Apophyse.

Im Röntgen erkennt man eine Zerklüftung dieser vorderen Knochenzunge, die normalerweise von eher homogener Struktur ist.

Therapie

In den meisten Fällen genügt ein Sportverbot von etwa 2 Monaten kombiniert mit physikalischer Therapie. Fallweise ist eine Ruhigstellung mit einer Ober- und Unterschenkelgipshülse für ca. 6 Wochen notwendig.

Ganz selten wird bei sehr starken Schmerzen eine lokale Infiltration mit einer stark verdünnten Kortisonlösung durchgeführt.

Sollten all diese Maßnahmen nicht zum Erfolg führen, müssen wir den jungen Patienten operative Hilfe anbieten: Bevor die Wachstumsfugen verschlossen sind, sollte man nur dann operieren, wenn wirklich sämtliche konservativen Maßnahmen fehlgeschlagen sind, da bei Schädigung der Wachstumsfuge unter Umständen eine Knieverformung nach hinten (genu recurvatum) droht. In diesen Fällen wird der Herd nur zart angebohrt. Im Anschluss daran sollte das Kniegelenk 4 Wochen entlastet aber bewegt werden. Die Ergebnisse sind im Allgemeinen gut. Als mögliche Komplikation sowohl der konservativen als auch der chirurgischen Behandlung, aber viel mehr als Folge der Erkrankung selbst müssen spätere Kniescheibenprobleme genannt werden.

Bleibt nach Wachstumsabschluss eine knöcherne Beule im Bereich des vorderen Schienbeinkopfes als Restzustand nach einem M. Schlatter bestehen, welche beispielsweise beim Knien stört, so kann sie gefahrlos entfernt werden. Nach dieser Operation ist nur eine ca. 10-tägige Schonung notwendig, danach kann das Knie wieder normal belastet werden.

Osteochondrosis dissecans (O. D.)

Bei dieser Erkrankung betrifft der örtlich begrenzte Knochengewebsuntergang in 85 % der Fälle die innere Oberschenkelrolle (medialer Femurcondylus) und in 15 % die äußere Oberschenkelrolle (lateraler Fermurcondylus). Wie schon erwähnt, betrifft diese Erkrankung Jugendliche oder junge Erwachsene. Typischerweise liegt die Läsion an der Außenseite der inneren Condyle – siehe Abbildung.

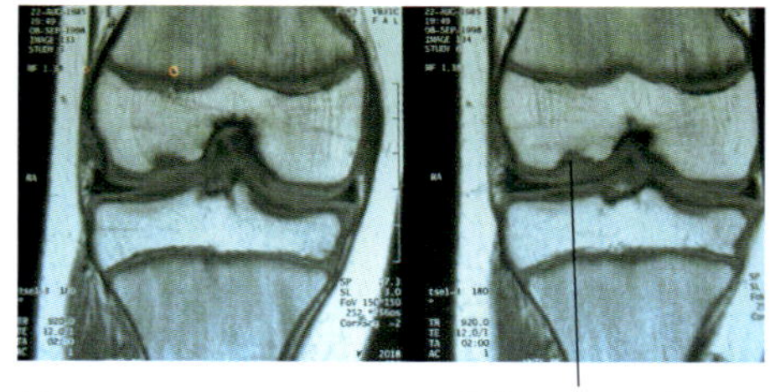

Magnetresonanz eines jugendlichen Kniegelenkes, die O. D. zeigt sich als Eindellung der Knochenoberfläche. Die Therapie erfolgte konservativ.

Bei dieser Erkrankung werden aufgrund familiärer Häufung erbliche Faktoren diskutiert. Relativ häufig betrifft die Erkrankung beide Kniegelenke. Im frühen Stadium kann sie auch längere Zeit stumm verlaufen. Bei zunehmender Schädigung der Knorpeloberfläche treten Belastungsschmerzen, Kniegelenkschwellungen und Bewegungseinschränkung auf.

Im frühen Stadium kann die Erkrankung radiologisch nicht gesehen werden, sie kommt aber in der Magnetresonanztomographie (MRT) zur Darstellung. In späteren Stadien bildet die O. D. eine typische Dreischichtung aus. Nekrose-Demarkation-Sklerose (Knochenverdichtung).

Löst sich das nekrotische (abgestorbene) Knochenstück, spricht man von einem Dissekat (Gelenkmaus). Hebt sich die Gelenkmaus aus ihrem Bett, kann es zu plötzlich einschießenden Schmerzen und Gelenkblockaden kommen.

Verlässt sie ihr Bett vollständig, wird sie zu einem freien Gelenkkörper. Zurück bleibt ein tiefer Knorpel-Knochen-Defekt, der unbehandelt zu einer raschen Arthose führen kann.

Therapie

Da diese Erkrankung junge Patienten betrifft, muss unter allen Umständen bei der Behandlung danach getrachtet werden, ein so gut wie möglich funktionierendes Kniegelenk zu erzielen und die Arthrose möglichst hinaus zu zögern.

Symptomlose Frühstadien bedürfen vorerst keiner Behandlung, müssen aber engmaschig kontrolliert werden.

Folgende Operationsmethoden kommen zur Anwendung:

1. Bei intaktem Knorpelbelag: Mehrfache Herdanbohrung mit anschließender 6-wöchiger Knie-Entlastung.
2. Bei matschigem oder zerstörtem Knorpel: Entfernung des Knorpels und Knorpel-Knochen-Transplantation oder Transplantation eigener, gezüchteter Knorpelzellen (Beschreibung dieser Operationsmethoden im Kapitel: Schwere Knorpelschäden – Übergang zur Arthrose).
3. Bei Vorliegen eines bereits zum Teil losgelösten Dissekats (abgesondertes Knorpel-Knochen-Stück) mit noch gesundem Knorpelbelag, wird sein Bett mit der Fräse aufgeraut oder mit gesundem Knochen (Spongiosa) unterfüttert. Das Dissekat wird dann reponiert (in sein Bett gelegt) und entweder verschraubt oder mit selbst auflösenden Stiften fixiert (siehe Abbildung).

Das abgesonderte Knorpel-Knochen-Stück wurde arthroskopisch verschraubt.

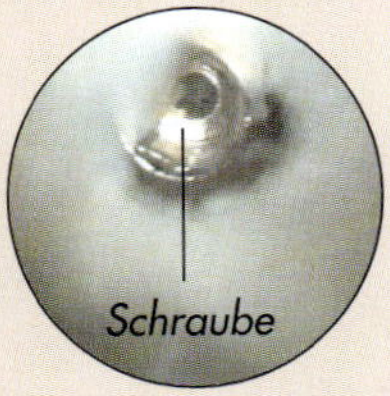

4. Freie Gelenkkörper müssen entfernt werden.
5. Bei riesigen Defekten wird als Rettungsoperation ein Teil der hinteren Oberschenkelrolle abgemeißelt und nach Anpassung in den Defekt eingeschraubt.

Bei Einsetzen der Beschwerden, aber noch fehlender Demarkation, können konservative Behandlungsmethoden versucht werden: Das Bein wird konsequent entlastet und evtl. im Gipsverband ruhig gestellt. Dies wird durchgeführt, so lange Beschwerden bestehen und keine radiologische Verschlechterung auftritt.

Das operative Vorgehen hängt vom radiologischen Stadium der Erkrankung ab, jedoch fast noch mehr vom tatsächlichen, arthroskopischen Knorpelbefund. Sehr oft wird nämlich eine massive Diskrepanz zwischen einer im Röntgen sichtbaren Demarkation und dem arthroskopischen Befund beobachtet: Obwohl es im Röntgen sehr schlimm aussieht, bietet sich dem Tasthäkchen und dem Auge des Arthroskopeurs ein zwar etwas weicher und gelblicher, aber unversehrter Knorpelbelag.

Da die Operationsmethoden dem Einzelfall angepasst sind, gibt es weder genaue Richtlinien zur Nachbehandlung, noch verbindliche Aussagen zu dem zu erwartenden Erfolg und möglichen Komplikationen.

Morbus Ahlbäck

Diese Erkrankung weist große Ähnlichkeiten zur vorher beschriebenen auf.

Die Unterschiede sind: Sie befällt vorwiegend Patienten in höherem Lebensalter. Die für die O. D. typische Demarkierung tritt hier nicht auf, im Röntgen zeigt sich eine meist homogene Aufhellung.

Diese Form der Osteonekrose neigt nicht zur Bildung von freien Gelenkkörpern, sondern zum Einbrechen, das bedeutet, dass die betroffene Oberschenkelrolle das Gewicht des Patienten nicht mehr tragen kann und ihre Form verliert.

Die Patienten klagen über Beschwerden, die der Arthrose sehr ähnlich sind. Ausnahme: der plötzliche Beginn der Beschwerden.

Therapie

Kommt der Patient rechtzeitig zum Arzt, sodass diese Erkrankung im Anfangsstadium diagnostiziert werden kann, also bevor Knocheneinbrüche auftreten, so ist

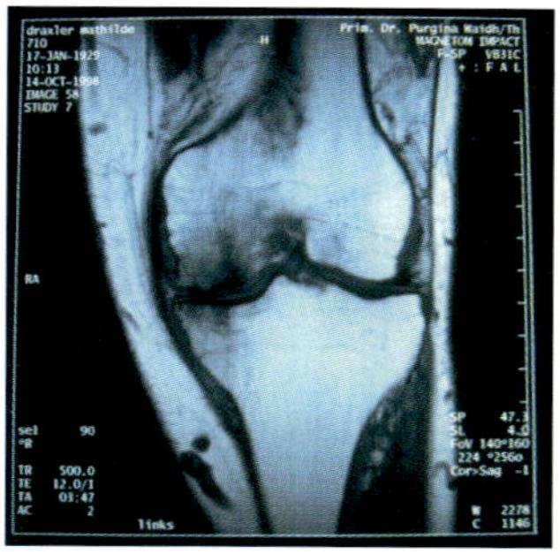

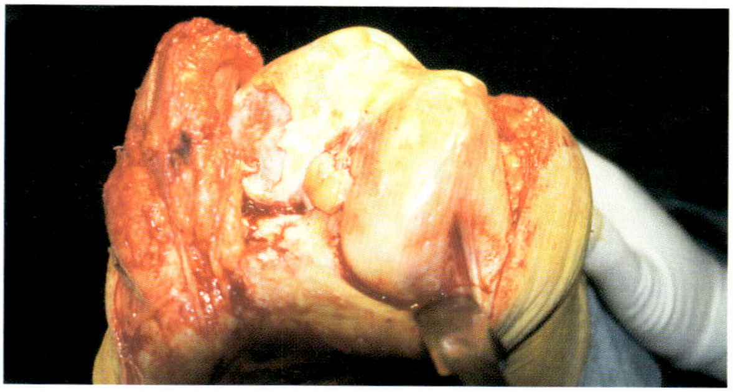

Morbus Ahlbäck mit Zerstörung der Gelenkfläche.
Hier ist die einzig mögliche Versorgung der künstliche Teilersatz des Gelenkes.

das Kniegelenk durch arthroskopische Knochenbohrungen mit anschließender 6-wöchiger Entlastung zu retten.

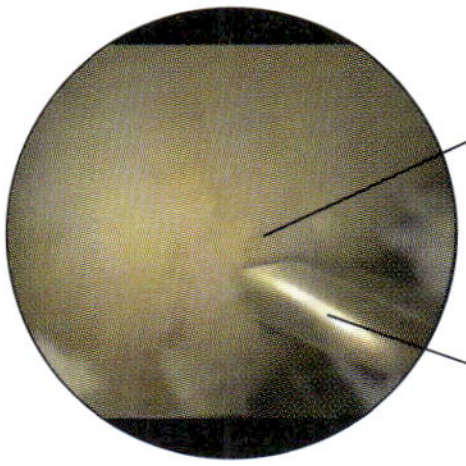

Arthroskopische Herdanbohrung

Auch hier ist das Anfangsstadium nicht im Röntgen, sondern nur in der MRT sichtbar! Selten können erstaunliche Spontanheilungen auftreten, also »Selbstheilungen« ohne Therapie. Umgekehrt wäre es viel zu riskant, im Anfangsstadium keine Therapie zu empfehlen.

Häufiger kommen die Patienten allerdings erst dann zum Arzt, wenn bereits Knocheneinbrüche und/oder zwiebelschalenartige Ablösungen des zerstörten Knorpels auftreten. Die Patienten kommen deswegen häufig zu spät, weil frühere Stadien keine Schmerzen bereiten. Die Versorgung erfolgt dann mit einer Endoprothese des betroffenen Kompartements (unicondyläre Prothese, Halbschnitten) – siehe Kapitel Endoprothese.

X-Bein, O-Bein Genu valgum, Genu varum

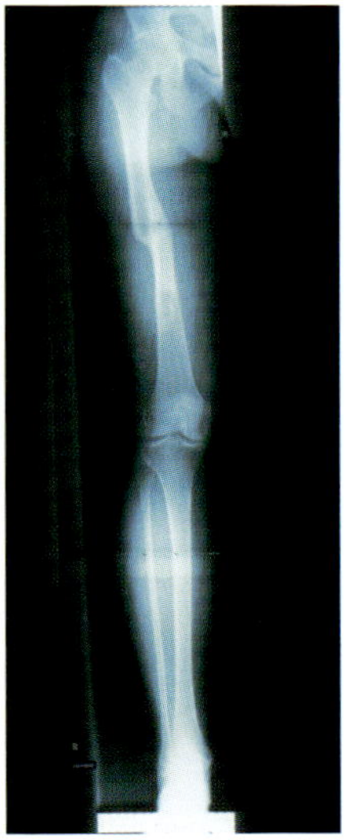

Die Natur hat die mechanische Trageachse des Beines durch den Mittelpunkt des Hüftkopfes, den Mittelpunkt des Kniegelenkes und durch den Mittelpunkt des oberen Sprunggelenkes gelegt, siehe Abbildung. Durch verschiedenste Ursachen kann es zu Abweichungen von dieser mechanischen Beinachse und damit zur Ausbildung eines X-Beines oder eines O-Beines kommen. Beide Deformitäten können – wenn sie ein gewisses Ausmaß überschreiten – zu einer Arthrose im Kniegelenk führen.

Völlig normal ist hingegen die O-Beinstellung bei Kindern bis zum vollendeten 1. Lebensjahr. Danach bildet sich allmählich aus dem O-Bein ein X-Bein. Im Erwachsenenalter ist ein leichtes X-Knie von ca. 7 Grad normal.

Eine stärkere Abweichung von der normalen Kniegelenkachse kann angeboren oder erworben sein.

Ein krankhaftes X-Bein entsteht am häufigsten durch überschießende Umwandlung des normalen Säugling-O-Beines in das X-Bein (angeboren, familiär gehäuft).

Die Umwandlung bleibt also nicht bei 7 bis 8 Grad X-Bein stehen, sondern geht weiter bis 10, 12 oder mehr Grad X-Bein (valgus).

Weitere Faktoren (im Wachstumsalter erworben) sind fehlverheilte Knochenbrüche, Kompensationen von Fehlstellungen im Hüftgelenk sowie eine Schädigung der außenseitigen (lateralen) Wachstumsfugen am Ober- oder Unterschenkel. Diese Schädigung der Wachstumsfuge kann z. B. durch Entzündungen zustande kommen. Das angeborene und früh erworbene X-Bein kann durch einseitige Belastung eines Kniegelenkabschnittes zu dessen Abnützung, Meniskusverschleiß und Knorpelschaden führen.

Häufig besteht eine Kombination mit nach außen gedrehten Füßen.

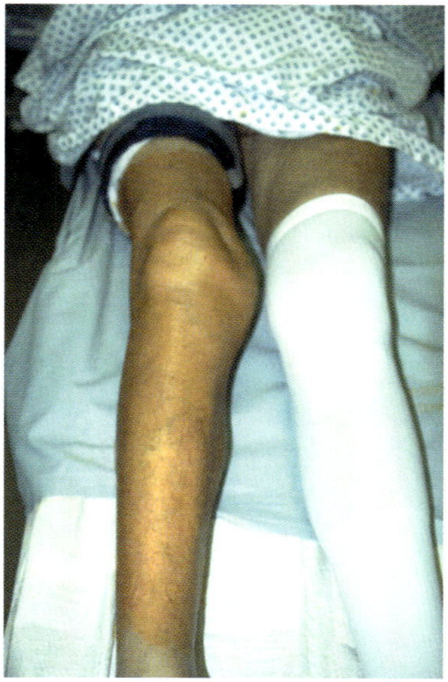

Starkes X-Bein

Ein O-Bein entsteht im Gegensatz dazu durch eine mangelhafte Überführung des Säugling-O-Beines in das X-Bein (angeboren). Weitere Faktoren sind Wachstumsstörungen der inneren (medialen) Wachstumsfuge (im Wachstumsalter erworben) durch Entzündungen, Unfälle, Rachitis, Polio u. a.

Hier besteht häufig eine Kombination mit Knickfüßen. Auch das angeborene und früh erworbene O-Bein belastet einen Kniegelenkabschnitt – nämlich den inneren – zu stark und führt unweigerlich zu Überlastungserscheinungen und Schäden (siehe Bild Seite 48).

Erworbene Fehlstellungen und Knieverformungen in späteren Lebensabschnitten entstehen häufig durch eine einseitige Arthrose eines Kniegelenkkompartements:

Oft ist die O-Beinbildung bei einer medialen (innenliegenden) Arthrose zu beobachten, z. B. nach der früher häufigen totalen Meniskusentfernung. (Heute entfernt man nur das wirklich krankhafte beziehungsweise zerrissene Meniskusgewebe und belässt so viel Meniskus wie möglich, um eine vorzeitige Arthrose bzw. Achsenfehlstellung zu vermeiden.)

Um das genaue Ausmaß der Fehlstellung zu erkennen, ist eine Röntgenuntersuchung im Stehen notwendig. Dabei wird zur Feststellung des Winkels im Kniegelenk eine Aufnahme mit dem Zentralstrahl auf das Knie selbst durchgeführt.

Zur Feststellung von Abweichungen von der mechanischen Trageachse des ganzen Beines wird eine so genannte Ganzbeinstandaufnahme angefertigt.

Zu Beschwerden aufgrund von Kniegelenkfehlstellungen kommt es in der Regel erst in der 2. Lebenshälfte. Die Beschwerden entsprechen denen von Meniskus- und Knorpelschäden sowie der Arthrose.

Therapie

Text in Klammern < > bezieht sich auf das O-Bein

Eine konservative Behandlung hat – wenn überhaupt – nur im Wachstumsalter eine Chance auf Erfolg.

Es werden Kunststoff-Nachtschienen angelegt, die das Wachstum in die richtige Richtung lenken sollen. Allerdings werden dabei vermutlich die außenseitigen <innenseitigen> Bänder ausgedehnt.

Eine wirkliche Chance, diese Fehlstellung noch vor dem Wachstumsabschluss korrigieren zu können, ist das einseitige Bremsen des innenliegenden <außenliegenden> Anteiles der Wachstumsfuge. Dieses Vorgehen ist operationstechnisch einfach – es werden an der Knieinnenseite <Knieaußenseite> 2 Klammern eingeschlagen und damit die Wachstumsfuge ausgeschaltet beziehungsweise ihr Wachstum behindert (Epiphysenklammerung). Dadurch, dass die außenseitige <innenseitige> Wachstumsfuge ungehindert Knochenlänge produziert, wird das Bein gerade.

Planungstechnisch ist diese Operation allerdings nicht einfach: Der beste Zeitpunkt liegt bei 8 bis 13 Jahren, bei Mädchen etwas früher – bei Knaben etwas später. Anhand des errechneten Knochenalters müssen der voraussichtliche Wachstumsabschluss und der optimale Zeitpunkt für die Operation errechnet werden. Außerdem muss anhand des Grades der Fehlstellung bestimmt werden, welche Wachstumsfuge (Oberschenkel, Unterschenkel oder beide) operiert werden soll.

Bei Erwachsenen kann zunächst die im Kapitel Knorpelschäden beschriebene konservative Behandlung versucht werden. Sollte sie fehlschlagen, muss überlegt werden, ob eine arthroskopische Gelenktoilette (Arbeiten an den Menisken, der Gelenkinnenhaut und am Knorpel, Abtragen von Knochenspornen) noch ausreichend ist oder ob bereits eine Korrektur der Beinachse (Umstellungsosteotomie) durchgeführt werden sollte.

Obwohl durch die Umstellungsosteotomie recht gute Ergebnisse zu erwarten sind, bin ich bei moderaten Fehlstellungen (X-Beinwinkel unter 12 Grad, <O-Beinwinkel unter 2 Grad>) sehr zurückhaltend geworden, da die Ergebnisse nach dem arthroskopischen Vorgehen ebenfalls gut sind und die Umstellung doch eine große Operation ist.

Die Umstellungsoperation hat den Sinn, durch eine Geradestellung oder sogar durch eine leichte Überkorrektur das Gewicht vom erkrankten, äußeren <inneren> Knieanteil weitgehend zu entfernen und es durch den gesunden, inneren <äußeren> Knieanteil zu leiten. Ist der Patient alt, wenig aktiv, übergewichtig und zudem eher an einer endgültigen Lösung des Problems interessiert oder ist die Arthrose schon sehr weit fortgeschritten, wird wohl eine Totalendoprothese (mit der die Beinachse auch gerade gestellt wird) implantiert werden müssen.

Operationstechnik

Die Operation beginnt mit der Planungsskizze. In das Röntgenbild oder noch besser auf ein Zeichenpapier oder neuerdings mit Computersimulation werden die nötigen Knochenschnitte gezeichnet, ausgeschnitten und die beiden »Knochenteile« zusammengeführt. Dadurch kann man die nach der Operation zu erwartende Situation simulieren und etwaige Denkfehler ausschließen. Von entscheidender Wichtigkeit ist es nämlich, ob der Knochenschnitt zur Korrektur am Oberschenkel (Femur) oder am Schienbeinkopf (Tibia) durchgeführt wird. Behandlungsziel ist es, nach der Operation nicht nur eine gerade Beinachse – etwa sieben Grad X (valgus) oder leichte Überkorrektur – sondern auch einen gerade stehenden Gelenkspalt (parallel zum Boden) zu erreichen. Im Regelfall werden O-Beine im Bereich des Schienbeinkopfes und X-Beine im Bereich des Oberschenkels korrigiert.

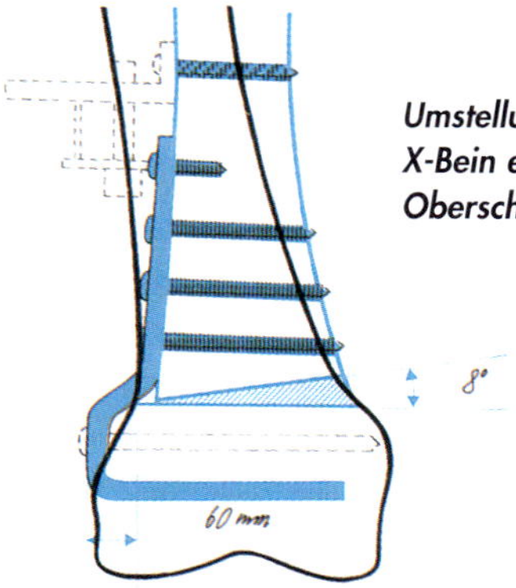

Umstellung bei X-Bein erfolgt am Oberschenkel

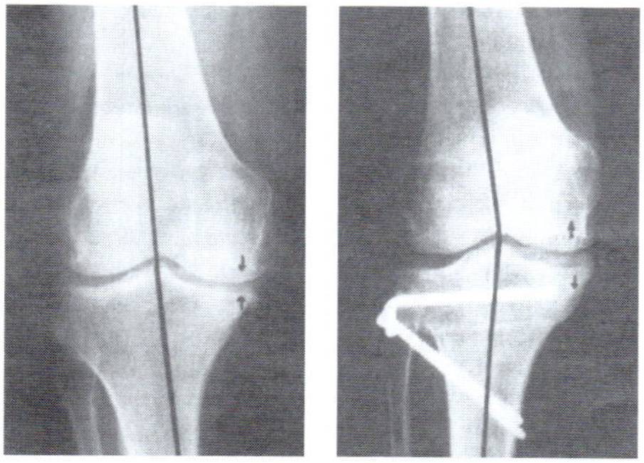

O-Bein-Korrektur – Coventry-Osteotomie

Links: Vor der Operation bestand ein O-Bein mit Verschmälerung des innenseitigen Gelenkspaltes (Pfeile).

Rechts. Durch die Umstellungsosteotomie entsteht ein gewolltes leichtes X-Bein. Knochenmontage (Osteosynthese) mit einer Platte und 2 Schrauben. Der innere Gelenkspalt ist deutlich weiter (Pfeile). Das kranke (innere) Areal ist entlastet. Das gesunde (äußere) Areal ist belastet.

Die operative Korrektur der O-Beine ist die weitaus häufigere Operation. Ist durch die Planungsskizze das »Wo« und »Wieviel« geklärt, beginnt die eigentliche Operation mit einer Arthroskopie:

Diese ist wichtig, um den Zustand des inneren <äußeren> Kniekompartements beurteilen zu können! Bestehen auch dort stärkere Knorpelschäden, darf die Umstellung nicht stattfinden – man käme sonst vom Regen in die Traufe. Man führt dann nur die arthroskopische Gelenktoilette durch.

Ist der innenseitige <außenseitige> Knorpelbelag aber einigermaßen in Ordnung, führt man zunächst ebenfalls die arthroskopische Gelenktoilette durch. Meist ist dabei auch eine Operation am Meniskus notwendig, da er durch die Fehlstellung gequetscht und zerrissen ist. Anschließend erfolgt mittels eines etwa 10 bis 15 cm langen Hautschnitts die Freilegung des entsprechenden Knochenteiles. Unter der Kontrolle eines so genannten Bildwandlers (Röntgen-Durchleuchtung) wird nun ein Knochenkeil markiert, entnommen und die Beinachse durch Schließen der Entnahmestelle korrigiert.

Es erfolgt nun die Knochenmontage (Osteosynthese) mit einer Klingenplatte und 2 Schrauben.

Auch andere Formen der Knochenmontage mit Klammern, Winkelplatten oder äußeren Spannern sind möglich. Üblicherweise wird an den Knochenschnitt ein Blutungsdrain gelegt, um austretendes Blut ableiten zu können. Dieser dünne Plastikschlauch wird am 1. oder 2. Tag nach der Operation entfernt.

Nachbehandlung

Nach Entfernung der Drainage wird mit der passiven (elektrischen Motorschiene) und aktiven Heilgymnastik sowie Elektrostimulation (Wechselstrom) begonnen, um das Kniegelenk so rasch wie möglich wieder beweglich zu machen und um die Beinmuskulatur, die ja bekanntlich nach Operationen sehr rasch schwächer wird, wieder aufzubauen. Die früher übliche Gipsruhigstellung führte zur Schädigung des ohnehin lädierten Knorpels und wird heute weitgehend vermieden (falls der Operateur seine Knochenmontage als übungsstabil erachtet). Ab dem 2. bis 3.Tag nach der Operation kann der Patient aufstehen, soll aber das operierte Bein 6 (bei langsamer Knochenheilung bis 12) Wochen lang konsequent mit 2 Unterarmstützkrücken entlasten – um die knöcherne Heilung, den »Knochendurchbau« zu ermöglichen. Nach etwa 4 bis 6 Wochen wird – je nach dem Fortschritt der Knochenheilung – eine Belastung mit etwa 30 kg erlaubt. Zeigt das Röntgenbild die vollständige Knochenheilung an, kann innerhalb der nächsten 1 bis 2 Wochen mit der Vollbelastung des Beines begonnen werden.

Die Platte wird bei jüngeren Patienten, oder falls sie stört, nach einem Jahr mittels eines kleinen Eingriffes entfernt.

Erfolg

Die angestrebte Achsenkorrektur kann in etwa 95 % der Fälle erreicht werden. Die weitere Prognose ist sehr stark vom Ausmaß der Kniebinnenschäden abhängig (siehe Ergebnisse in den Abschnitten Knorpelschäden und Arthrose).

Arbeitsfähigkeit

Die volle Arbeitsfähigkeit besteht erst nach vollständiger Knochenvereinigung, in der Regel nach 3 Monaten.

Sportfähigkeit

Sportliche Aktivitäten müssen vom Lebensalter, der Ausdehnung des Knorpelschadens beziehungsweise vom Grad der Arthrose und von der Muskelleistung abhängig gemacht werden. Schwimmen und Radfahren sind in der Regel unbedenklich oder sogar erwünscht. Über andere Sportarten sprechen Sie bitte vorher mit Ihrem behandelnden Arzt.

Komplikationen

Bei jeder Operation am Knochen kann es theoretisch zu einer Knocheneiterung kommen, wenngleich sie äußerst selten auftritt.

In etwa 2 bis 3 % der Fälle kann eine Knochenheilung (Knochendurchbau) ausbleiben, sodass eine neuerliche Osteosynthese (Knochenmontage) nach »Anfrischen« der Osteotomie durchgeführt werden muss.

Bei einigen Patienten kommt es infolge von Knochenabbau zu einem Korrekturverlust, der, wenn er ein bestimmtes Ausmaß nicht überschreitet, toleriert werden kann.

Bei einem größeren Korrekturverlust muss eine nochmalige Operation vorgenommen werden.

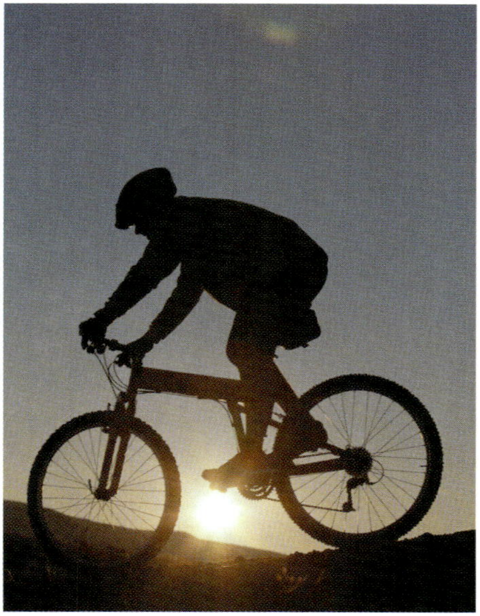

Kniescheibenprobleme

Wegen seiner komplizierten Bauweise benötigt das Kniegelenk für den großen vorderen Oberschenkelmuskel (Musculus quadriceps), der hauptsächlich als Strecker des Unterschenkels fungiert, einen harten Widerstand, an dem seine Kräfte umgelenkt werden können.

Die Kniescheibe ist als Schaltknochen in die Sehne dieses Muskels eingebettet und dient der Kraftübertragung und Kraftverteilung.

Die Rückseite der Kniescheibe ist wie die übrigen Gleitflächen des Kniegelenkes mit hyalinem Gelenkknorpel überzogen und gleitet bei Beugung und Streckung in einer rinnenförmigen Vertiefung des Oberschenkelknochens, die ebenfalls hyalin überknorpelt ist. Das Gleiten ist normalerweise schmerz- und geräuschlos.

Störungen des Gleitvorganges haben meist folgende Ursachen:

1. Knorpelschaden der Kniescheibe
2. Verrenkung oder Herausrutschen der Kniescheibe aus ihrem Gleitlager
3. Abnützung des Kniescheibengelenkes
4. Einklemmung einer Schleimhautfalte zwischen Kniescheibe und Kniescheibenlager

Normale Verhältnisse im Kniescheibengelenk, siehe Abbildungen Seite 13 und 14.

1. Knorpelschaden der Kniescheibe (Chondropathia patellae)

Knorpelschäden an der Kniescheibenrückfläche entstehen häufig durch einen schiefen Lauf der Kniescheibe in ihrem Gleitlager. Durch vermehrten Anpressdruck (Hyperpression) an einer (meist der äußeren) Kniescheibenfacette (siehe Abbildung) kommt es zu vermehrtem Abrieb von Knorpelmaterial, zu einem dauernden Reizzustand sowie zur Entzündung der gesamten Kniegelenkschleimhaut.

Durch Abrieb und Entzündung wird auch die Zusammensetzung der Gelenkflüssigkeit (Gelenkschmiere) negativ beeinflusst, sodass es zu einer weiteren Schädigung des Gelenkknorpels kommt. Die Patienten – häufig handelt es sich um junge Mädchen mit etwas vermehrtem X-Bein oder einer etwas stärkeren Innenrotation des Oberschenkelknochens – leiden unter vorderen Kniegelenkschmerzen bei Belastung, insbesondere beim Bergabgehen oder Stiegen hinuntergehen, manchmal sogar unter Schmerzen bei längerem Sitzen. Häufig werden knacksende oder krachende Geräusche bei der Kniebeugung angegeben.

Bei der klinischen Untersuchung findet man meistens einen verstärkten Druckschmerz an der äußeren Kniescheibenhälfte. Im Röntgen zeigt sich in der 30 Grad-Einsichtsaufnahme, dass die Kniescheibe nicht gerade in ihrer Rinne läuft, sondern dass die Außenseite der Kniescheibe mehr Kontakt mit dem Gleitlager hat als die Innenseite.

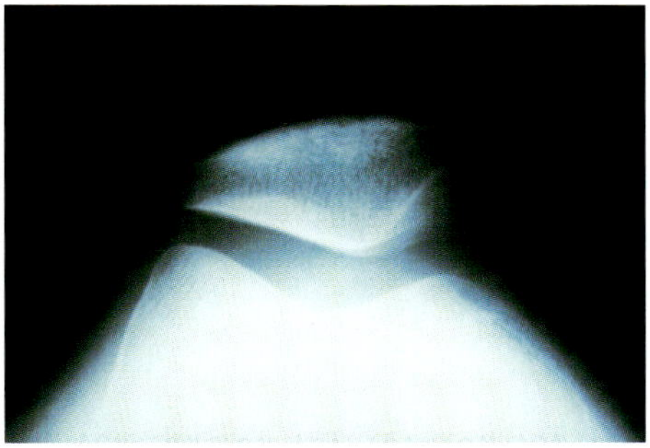

Schieflauf der Kniescheibe

Außerdem zeigen diese Patienten häufig eine gewisse Fehlform der Kniescheibe: Die äußere Kniescheibenfacette ist relativ breit ausgebildet, währenddessen die innere Facette kurz ist und sehr steil steht, somit kaum noch Kontakt zur Gleitfläche aufweist. Außerdem besteht häufig ein sehr flaches Gleitlager, wodurch noch weiter betont wird, dass nur die äußere Kniescheibenhälfte gelenkbildend ist.

Die Knorpelabnützung im Kniescheibengelenk tritt aber auch ohne eine Rotationsfehlstellung (Schieflauf) auf, entweder ohne eine wirklich schlüssige Ursache oder aber nach einem Unfall. Nach einem Sturz auf das Kniegelenk, bei dem sehr starke Schmerzen erlitten wurden, wird das Röntgenbild richtigerweise als unauffällig befundet und der Patient mit der Diagnose »Prellung« (»Sie werden ca. 6 Wochen Schmerzen haben.«) nach Hause geschickt.

Allerdings ist es bei dem Unfall zu einem sternförmigen Knorpelaufbruch mit Rissen bis an die Knorpel-Knochen-Grenze gekommen (im Röntgen gar nicht, in der MRT anfangs kaum sichtbar). Da der

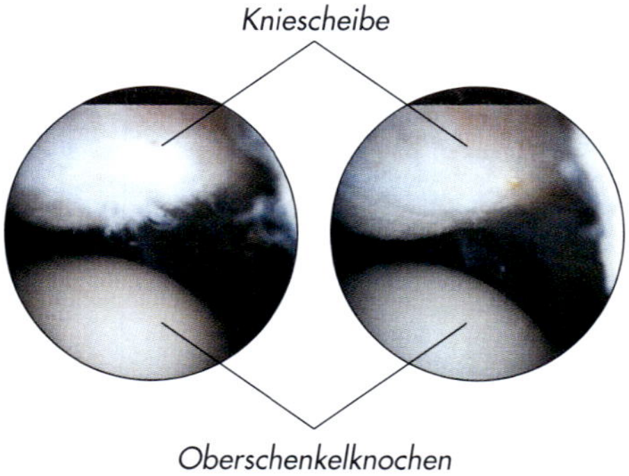

Links Knorpelabnützung Stadium II bis III, rechts nach Laserglättung

Gelenkknorpel nahezu keine Heilungspotenz aufweist, stellen sich in der Folge die oben beschriebenen Beschwerden ein.

Therapie

Knorpelschäden im Kniebeingelenk werden primär konservativ behandelt. Von den im Kapitel Knorpelschäden beschriebenen konservativen Behandlungsmaßnahmen sollen besonders die folgenden hervorgehoben werden: die 5-malige Injektion von Hyalgan und das Training der inneren Anteile des großen Oberschenkelmuskels zur besseren Zentrierung der Kniescheibe.

Bei Erfolglosigkeit der konservativen Maßnahmen empfiehlt sich die arthroskopische Operation! Auf dem Wege der Arthroskopie lassen sich Knorpelschäden – wenn sie noch nicht zu stark fortgeschritten sind – weitgehend mit dem Laser glätten. Außerdem lässt sich arthroskopisch feststellen, ob die äußere Kniescheibenhälfte einen zu starken Anpressdruck aufweist. Ist dies der Fall, werden mit dem Laser (oder mit dem Hakenmesser) die äußeren Retinakula (Teile der äußeren Gelenkkapsel, Kniescheibenaufhängung) gespalten, wodurch die Kniescheibe zentriert wird und der außenseitige Druck abnimmt.

Nachbehandlung

Das Aufstehen ist am Tag nach der Operation möglich. Eine besondere Entlastung ist nicht notwendig. Unmittelbar nach der Operation wird mit aktiver Heilgymnastik und passiver Bewegungstherapie mittels Motorschiene begonnen. Starke Belastung (z. B. Stiegen steigen und kräftige Beugung des Kniegelenkes) sollte für etwa 4 Wochen unterbleiben.

Erfolg

In etwa 95 % können zufrieden stellende Resultate bezüglich Schmerzfreiheit und Sportfähigkeit in den Stadien I und II und in 75 % im Stadium III erzielt werden.

Arbeitsfähigkeit

Büroarbeiten können etwa 1 bis 2 Wochen nach der Knorpelglättung und Kapselspaltung wieder aufgenommen werden. Schwere körperliche Arbeit sollte erst nach 6 bis 8 Wochen begonnen werden.

Sportfähigkeit

In der Regel kann mit leichtem Laufen, Schwimmen und Radfahren nach etwa 1 Monat begonnen werden. Abhängig von der Muskelleistung können stärker belastende Sportarten wie Skifahren, Tennis,

Squash und so weiter erst nach 2 bis 4 Monaten wieder aufgenommen werden. Wurden bei der Operation Knorpelschäden im Stadium III oder schlechter gefunden, sollte sowohl auf schwere körperliche Arbeit als auch auf Knie belastende Sportarten gänzlich verzichtet werden.

Komplikationen

Bei etwa 10 % der Patienten kommt es nach der Operation zu einer Einblutung in das Gelenk, was eine Punktion notwendig macht (seit der Verwendung des Operationslasers liegt der Prozentsatz fast bei 0). Das spätere Ergebnis wird dadurch jedoch nicht beeinflusst. Andere Komplikationen sind mit denen der übrigen arthroskopischen Operationen vergleichbar.

2. Verrenkung oder Herausrutschen der Kniescheibe aus ihrem Gleitlager (Patellaluxation, Patellasubluxation)

Abgesehen von der angeborenen Kniescheibenverrenkung, die bald nach der Geburt festgestellt wird und eine schwerwiegende Kniegelenkerkrankung darstellt, unterscheidet man die unfallbedingte und die gewohnheitsmäßige (habituelle) Kniescheibenverrenkung.

a) Unfallbedingte Kniescheibenverrenkung (traumatische Patellaluxation)

Bei sonst normalen Kniegelenkverhältnissen wird die Kniescheibe durch eine massive Krafteinwirkung aus ihrem Lager herausgerissen. Dabei werden nicht nur die Kniescheibenaufhängung zerrissen, sondern auch Knorpel-Scheiben (Flakes) oder sogar Knorpel-Knochen-Scheiben abgeschert (osteochondrale Frakturen). In den allermeisten Fällen luxieren (ausrenken) die Kniescheiben nach außen (lateral). Zu Frakturen kommt es dabei etwa in 5 % der Fälle.

Therapie

Bei traumatischen Kniescheibenluxationen, bei denen man sich sicher ist, dass keine Knorpel-Schuppe oder gar Knorpel-Knochen-Schuppe abgeschert wurde (Magnetresonanz), erfolgt die Behandlung konservativ mit einer Fixierung des Kniegelenkes in einem Gipsverband oder einer Schiene für 4 Wochen.

Komplizierter wird es bei Verletzungen des Knorpels oder Knochens. Mittels Arthroskopie wird das wahre Ausmaß der Verletzung festgestellt. Kleine Fragmente haben keine Chance auf Einheilung, sie werden entfernt und der Defekt wird geglättet. Größere Fragmente werden entweder arthroskopisch, oder falls dies nicht möglich ist, durch eine offene Operation wieder fixiert (siehe Kapitel: knienahe Knochenbrüche). Die Risse in den innenseitigen Kapselstrukturen können in gleicher Sitzung arthroskopisch oder offen genäht werden. Das Kniegelenk wird ebenfalls für 4 Wochen ruhig gestellt.

Nachbehandlung

Nach Gipsabnahme wird zwar ein intensives Muskeltraining betrieben, aber für die folgenden 2 Wochen nur eine limitierte Beugung bis 40 Grad gestattet. Nach 6 Wochen wird begonnen, die vollständige Kniebeugung zu üben.

Erfolg

In der Regel heilt die Kniescheibenluxation ohne Knorpel-Knochen-Defekte komplikationslos aus. Bestehen solche Defekte, hängt die weitere Prognose des Kniegelenkes von der Größe und der Lokalisation dieser Schäden ab. Die Prognose ist umso besser, je kleiner der Defekt war, bzw. bei großen Defekten, je stufenloser die Wiederbefestigung des Fragmentes gelungen ist. Bleibt ein Defekt an der Außenseite der kniescheibenführenden Rinne bestehen, kann sich rasch eine Arthrose entwickeln bzw. droht die Gefahr einer neuerlichen Kniescheibenluxation.

Arbeitsfähigkeit, Sportfähigkeit

Nach Erreichen der freien Kniegelenkbeweglichkeit sind sämtliche Aktivitäten wieder normal möglich (bei Verletzungen ohne Knorpel-Knochen-Defekte).

b) Die gewohnheitsmäßige Kniescheibenverrenkung (habituelle Patellaluxation)

Die Kniescheibe luxiert nicht aufgrund eines Unfalles, sondern aufgrund anatomischer Fehlbildungen der Gelenkpartner. Diese anatomischen Veränderungen beinhalten zumeist eine Abflachung der äußeren Oberschenkelrinne, in welcher die Kniescheibe läuft und die ihr Rückhalt nach außen gibt. Ist die äußere Wand dieser Rinne abgeflacht, kann die Kniescheibe bei jeder Beugung des Kniegelenkes durch den Muskelzug nach außen aus ihrem Gleitlager gezogen werden (Luxation) oder auch nur an den Rand der Rinne gezogen werden (Subluxation). Weitere Faktoren, die diesen Vorgang unterstützen, sind ein Hochstand der Kniescheibe (Patella alta), verstärktes X-Bein (dadurch verstärkter Muskelzug nach außen), Innenrotation des Oberschenkels (dadurch ebenfalls verstärkter Muskelzug nach außen) und schlaffe Kniescheibenaufhängung (Kapselbandapparat).

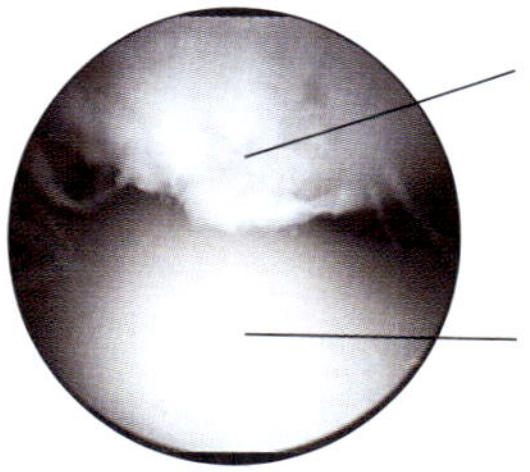

Schwerer Knorpelschaden an der Kniescheibenrückfläche bedingt durch häufige Verrenkungen (Herausrutschen der Kniescheibe aus ihrer Rinne)

Die Patienten berichten meist über häufige Verrenkung ihrer Kniescheibe, ohne einen adäquaten Unfall erlitten zu haben.

Die Kniescheibe springt bei Bewegungen des täglichen Lebens heraus und kann von den Patienten selbst, meist unter nur geringen Schmerzen wieder eingerenkt werden. Bei der körperlichen Untersuchung zeigt sich bei entspannter Muskulatur des

Patienten eine außerordentlich bewegliche Kniescheibe, die händisch aus ihrem Lager heraus gedrückt werden könnte.

Therapie

Mit der Operation sollte nicht zu lange zugewartet werden, da bei jeder neuerlichen Luxation der Knorpel an Kniescheibe und Gleitlager Schaden nimmt.

Vor Wachstumsabschluss muss eine Weichteiloperation durchgeführt werden, da eine Operation am Knochen das weitere Wachstum stören könnte. Bewährt hat sich ein arthroskopisches Vorgehen: Da die äußeren Gelenkkapselanteile in der Regel geschrumpft sind, werden sie gespalten, währendessen die inneren Gelenkkapselanteile durch Raffnähte verkürzt werden.

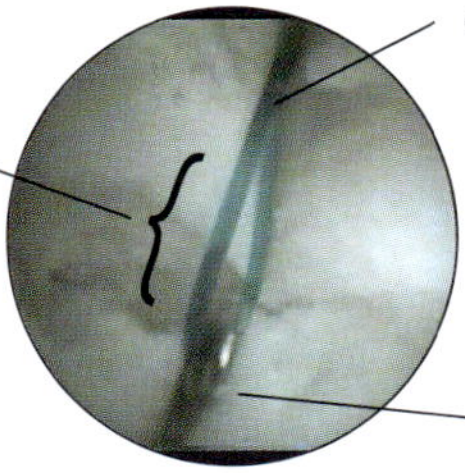

Die arthroskopische Naht- und Kapselraffung

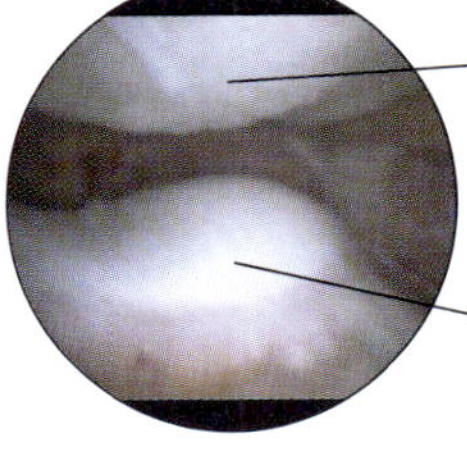

Das gleiche Knie wie oben nach Knorpelglättung

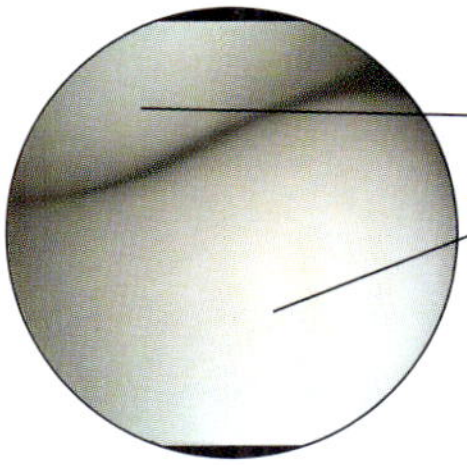

Nachdem die Nähte geknüpft wurden, steht die Kniescheibe ideal

Bei stärkerer anatomischer Deformität ist es manchmal notwendig, in einem offenen Vorgehen 1/3 des Kniescheibenbandes und den inneren Teil des Oberschenkelstreckers (Musculus vastus medialis) zu verlagern (Operation nach Krogius-Henderson).

Nach Wachstumsabschluss wird der Ansatz des Kniescheibenbandes mit einem Knochenblock nach innen verlagert (Op. Nach Elmslie).

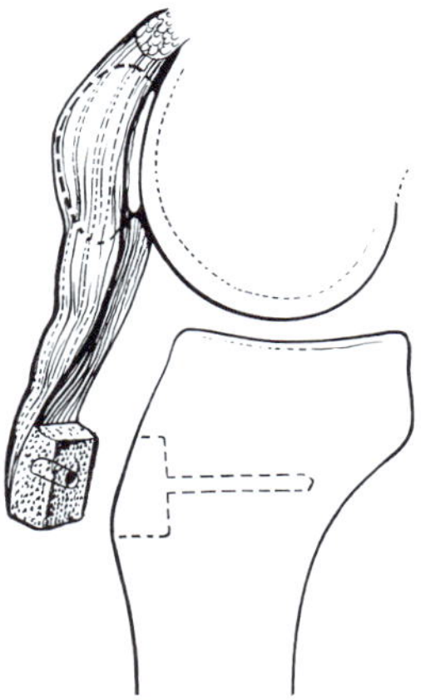

Versetzung des Kniescheibenbandansatzes durch Heraussägen eines Knochenblockes

Nachbehandlung

Ruhigstellung für 4 Wochen, danach für weitere 2 Wochen vorsichtiges, anschließend intensives Üben. Vollbelastung bei Knochenoperationen erst nach abgeschlossener Knochenheilung (Röntgen).

> **Erfolg**
>
> **In den meisten Fällen (ca. 85 %) gelingt es, die Kniescheibe stabil zu halten. Im Langzeitbereich treten aber bei vielen Patienten Arthrosen auf. Ob dies auf eine Schädigung des Knorpels durch die vielen Luxationen vor der Operation zurückzuführen ist oder ob es sich um eine Folge der Operation handelt, sei dahingestellt.**

Arbeitsfähigkeit

Bei den Weichteiloperationen ist eine leichte Arbeit bereits im Gips möglich, schwere Arbeit mit viel Gehen und Heben erst nach 3 Monaten. Bei den Knochenoperationen generell erst nach 3 bis 4 Monaten.

Sportfähigkeit

Radfahren und Schwimmen nach Erreichen der freien Beweglichkeit nach etwa 2 bis 3 Monaten. Knie belastende Sportarten erst nach einem halben Jahr.

Komplikationen

Neben den sonst möglichen Komplikationen einer Operation, kann es hier – je nach der Methode – in 5 bis 12 % der Fälle zu einer erneuten Luxation (Rezidiv) kommen. Zusätzlich kann – selten – bei knöchernen Operationen die Knochenvereinigung ausbleiben und zu einer erneuten Operation zwingen.

3. Abnützung des Kniescheibengelenkes (Femoropatellararthrose)

Knorpelschäden der Stadien III und IV sowie spornartige Knochenauflagerungen (Osteophyten) sind eine Erkrankung des höheren Lebensalters.

Die Ursachen können vielfältig sein: Zustände nach Kniescheibenluxationen (siehe oben), Stürze auf die Kniescheibe, schlechte Kniescheibenzentrierung von Geburt an, Zustände nach Entzündungen. Nicht immer ist eine Ursache ersichtlich.

Die Abnützung des Kniescheibengelenkes ist häufig mit einer Abnützung des ganzen Kniegelenkes verbunden, sie kann aber auch isoliert auftreten.

Zumeist werden von den Patienten Dauerschmerzen angegeben. Die Patienten sind häufig in der Lage, ihre Schmerzen als vordere Knieschmerzen anzugeben. Genauso häufig werden aber auch diffuse Schmerzen im gesamten Kniegelenk beschrieben. Besondere Beschwerden bereitet aber auch das Stiegensteigen und insbesondere das Bergabgehen oder Stiegenhinuntergehen. Am schlimmsten sind die ersten paar Schritte. So gut wie immer werden knacksende, oft trockene und reibende Geräusche angegeben. Es kommt häufig zu Kniegelenkschwellungen und Ergüssen. Sehr häufig wird eine starke Wetterfühligkeit beschrieben.

Bei der körperlichen Untersuchung fällt ein typischer Druck- und Verschiebeschmerz auf. Die Erkrankung lässt sich radiologisch sehr gut darstellen.

Therapie

Von den im Kapitel Knorpelschäden und im allgemeinen Teil beschriebenen konservativen Behandlungsmaßnahmen sind besonders die kniescheibenzentrierende Kniegelenkbandage, die Injektionskur mit Hyalgan, sowie die Laser-Behandlung hervorzuheben. Scheitern diese Behandlungsmaßnahmen, empfiehlt sich die Operation: Man wird in erster Linie mit der Arthroskopie versuchen, die Schmerzen in den Griff zu bekommen.

Insbesondere im Stadium III lässt sich noch durch lasergestützte Knorpelglättung und Spaltung der außenseitigen Aufhängungsbänder (Retinakulumspaltung) das Gleiten verbessern und der Anpressdruck vermindern. Im Stadium IV kann durch zusätzliches Abfräsen von Knochenspornen die Reibung herabgesetzt werden (Debridement).

Gelingt es auch durch diese Operationsmaßnahmen nicht, den Patienten von seinem vorderen Knieleiden zu befreien, beginnt für Arzt und Patient ein therapeutisches Dilemma: Operationen, deren Ziel es ist, den Anpressdruck der Kniescheibe zu vermindern, indem sie den Ansatz des Kniescheibenbandes durch Einbringen eines Knochenblockes nach vorne verlagern (Operation nach Bandy), haben genauso wie die Entfernung der gesamten Kniescheibe keine guten Erfolgsaussichten. In verzweifelten Fällen ist es manchmal notwendig, bei schweren Zerstörungen im Kniescheibengelenk trotz eines eventuell noch relativ guten übrigen Kniegelenkes, bereits eine Totalendoprothese zu implantieren, da man bisher der Meinung war, dass reine Kniescheibenprothesen nicht funktionieren.

In letzter Zeit wurde aber eine Kniescheiben- und Gleitlagerprothese entwickelt, die auf eine Verbesserung dieser Problematik hoffen lässt.

Nachbehandlung

Nach arthroskopischem Vorgehen ist eine längere Entlastung des Kniegelenkes nicht notwendig. Es kann sofort die freie Beweglichkeit und das maximale Training der Muskelkraft angestrebt werden. Bezüglich der Nachbehandlung nach Totalendoprothese – siehe Seite 116.

Ergebnisse, Arbeitsfähigkeit und Sportfähigkeit

Die Ergebnisse nach dem arthroskopischen Vorgehen sind relativ gut. Genaue Prognosen können aber nicht angegeben werden. Die Arbeits- und Sportfähigkeit kann nur im Einzelfall beurteilt werden.

4. Einklemmung einer Schleimhautfalte zwischen Kniescheibe und Kniescheibenlager (Syndrom der Plica mediopatellaris)

Das Kniegelenk weist etliche Schleimhautfalten auf, die in ihrer Zahl, Ausprägung und Lokalisation stark variieren.

Die meisten dieser Falten haben keine Krankheitsbedeutung.

Die Plica mediopatellaris spannt sich vom so genannten Hoffa'schen Fettkörper (unterhalb der Kniescheibe) schräg nach oben und strahlt in die obere Ausbuchtung der Gelenkkapsel (Recessus suprapatellaris) ein. Normalerweise ist diese Schleimhautfalte schmal und dient, so wie die anderen Falten, der Oberflächenvergrößerung und der Verteilung der Gelenkschmiere (Synovia). Bei einer breiten Anlage dieser Falte kommt es zu ständigen Einklemmungen und Quetschungen der Falte zwischen Kniescheibe und der inneren Wand des Kniescheibenlagers. Dadurch entzündet sich die Falte und wird nur noch breiter und dicker. Außerdem reibt sich durch die ständigen Falteneinklemmungen der Gelenkknorpel sowohl an der Kniescheibe als auch am Gleitlager ab, er wird rau und bekommt Risse. Die Spirale der Arthroseentstehung beginnt sich zu drehen.

Durch die Einklemmung treten Beschwerden im vorderen Kniebereich auf, häufig sind diese Schmerzen aber sehr unspezifisch und werden »im ganzen Knie« angegeben. Fallweise täuschen sie sogar Meniskusschäden vor.

Das Röntgenbild ist unauffällig, die Schleimhautfalte kommt aber auch im MRT nicht immer zur Darstellung. Da die konservative Behandlung naturgemäß nicht hilft, werden die Patienten gerne als Simulanten oder als »psychisch« abqualifiziert.

Therapie

Die Behandlung der Wahl ist – wie bei allen ungeklärten Kniebeschwerden – die Arthroskopie.

Nachdem sich der Operateur überzeugt hat, dass im Knie sonst wirklich alles in Ordnung ist, beurteilt er den Lauf der Kniescheibe und erkennt sofort die Einklemmung. Die Falte wird eingeschnitten oder teilweise entfernt.

Nachbehandlung

Aufstehen und Vollbelastung sind unmittelbar nach der Operation möglich. Eventuell Heilgymnastik.

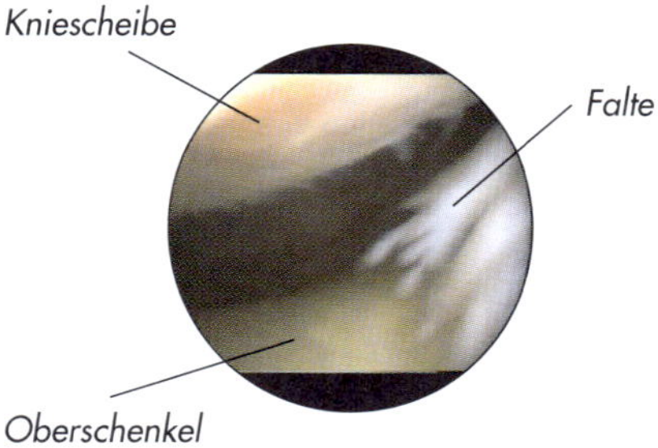

Einklemmung der Schleimhautfalte zwischen Kniescheibe und Gleitlager

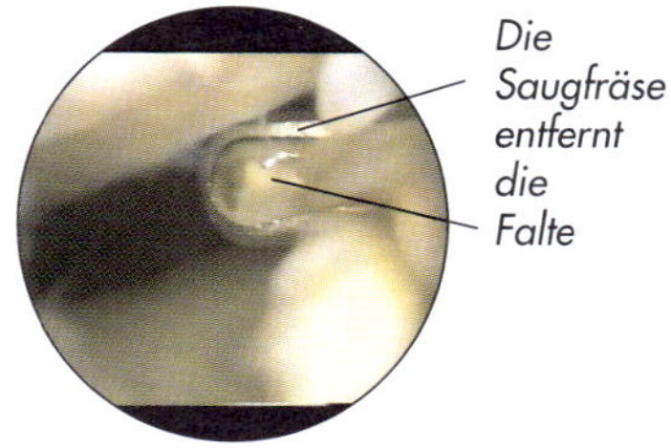

Entfernung der Falte mit der Saugfräse

Erfolg

Die Spaltung oder Teilentfernung der Plica mediopatellaris lässt die Beschwerden schlagartig verschwinden.

Arbeitsfähigkeit, Sportfähigkeit

Beides ist nach einer Woche bis 10 Tagen ohne Einschränkungen möglich.

Komplikationen

Der Eingriff ist nur sehr kurz, Komplikationen sind sehr selten.

Rheumatische und entzündliche Knieerkrankungen

Zum Unterschied von Erkrankungen, die durch mechanische Faktoren (z. B. X-Bein oder O-Bein) oder Verschleiß (Arthrose) verursacht werden, gibt es auch Krankheiten, die durch echtes »entzündliches Rheuma« oder andere Entzündungsursachen ausgelöst werden.

Die sehr gebräuchliche Aussage »Ich habe Rheuma« soll etwas näher beleuchtet werden: Die Bezeichnung »Rheumatismus« stellt keine einheitliche Erkrankung dar. Alles, was irgendwie weh tut, wird häufig fälschlicherweise als Rheuma bezeichnet. Dabei gibt es sehr viele Ursachen, die zu Erkrankungen von Gelenken führen können.

Die häufigste Krankheit, die durch Verschleiß oder Unfall verursachte Arthrose, wurde bereits ausführlich besprochen. Unter entzündlichem Rheumatismus (echten

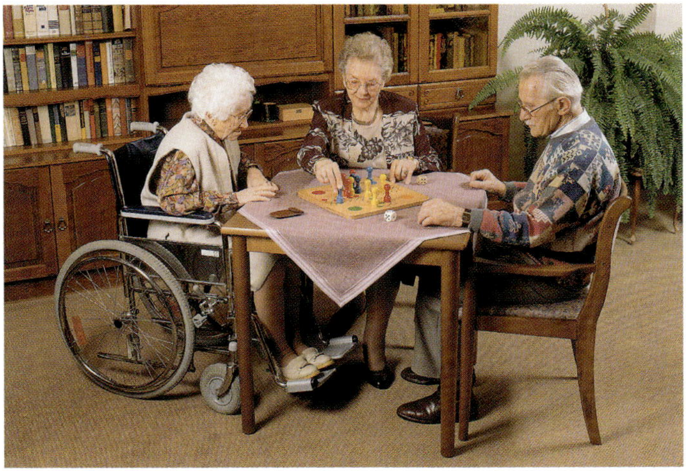

Alles, was irgendwie weh tut, wird häufig fälschlicherweise als Rheuma bezeichnet.

Rheumatismus) versteht man Krankheiten, die mehrere Gelenke, auch innere Organe und nicht nur das Kniegelenk befallen (obwohl auch dies möglich ist).

Bis zu 5 % der Gesamtbevölkerung, wobei es sehr unterschiedliche Zahlen nachzulesen gibt – je nachdem welche Statistik man ansieht – leiden an entzündlichen rheumatischen Erkrankungen.

Etwa 2 % der Gesamtbevölkerung sind an chronischer Polyarthritis erkrankt, wobei Frauen 5-mal häufiger betroffen sind als Männer.

Das rheumatische Fieber ist sehr selten – etwa 2 Erkrankungsfälle pro 1 Million Menschen. Relativ häufig ist der Weichteilrheumatismus.

1. Chronische Polyarthritis

= Rheumatoide Arthritis, primäre oder progrediente (fortschreitende) chronische Polyarthritis

Diese Erkrankung betrifft den gesamten Körper. Sie ist chronisch, entzündlich und verläuft in Schüben. Sie ist nicht ansteckend. Das Befallmuster der Gelenke ist symmetrisch. Das bedeutet, dass zumeist beide Knie oder beide Hände befallen werden. Bei 80 % der Patienten beginnt die Erkrankung mit immer wiederkehrenden Gelenkschmerzen und Gelenkschwellungen, vor allem an den Handgelenken und den Zehengelenken. Bei etwa 20 % der Patienten beginnt die Erkrankung am Knie, seltener auch an Schulter, Hüften, Sprunggelenk oder Ellbogengelenk.

Die Patienten berichten über eine Steifheit in den Hand- und Fingergelenken insbesondere morgens: Morgensteifigkeit. Zum Unterschied von anderen Erkrankungen dauert die Morgensteifigkeit bei der primär-chronischen Polyarthritis eine Stunde und länger. »In der Früh dauert's eine Stunde bis ich meine Finger aufkriege«.

Die Erkrankung wird nach Steinbrocker in 4 Stadien eingeteilt:

Stadium I: Gelenkschwellung ohne Deformierung, im Röntgenbild sieht man in der Nähe der Gelenke Knochenschwund (Osteoporose).

Stadium II: Zusätzlich Bewegungseinschränkung, beginnender Muskelschwund, beginnende Gelenkzerstörung (Usuren).

Stadium III: Gelenkzerstörung, die Gelenke weichen von ihrer ursprünglichen Achse ab, sie können sogar verrenkt sein, die Arbeitsfähigkeit ist stark eingeschränkt.

Stadium IV: Zumindest ein Gelenk ist vollkommen versteift.

Wie entsteht diese Erkrankung? Ganz genau weiß man das bis heute nicht. Man nimmt aber an, dass bei entsprechender Vorbelastung (erblich, genetisch) der Kontakt mit verschiedenen Erregern (Viren, Bakterien) eine Störung in der Regulation des körpereigenen Abwehrsystems (Immunsystem) verursacht.

Es erfolgt dann nicht nur eine normale Abwehr (Immunantwort) gegen die Eindringlinge, sondern das Immunsystem »wehrt sich« – über das Ziel hinausschießend – auch gegen körpereigene Bestandteile. Es kommt dabei hauptsächlich zur Störung von Eiweiß in der Gelenkschleimhaut. Die körpereigenen Proteine wirken nun als Antigen, gegen welches Antikörper gebildet werden. Die Folge sind entzündliche Reaktionen. Durch Aktivierung verschiedener Abwehrzellen werden Enzyme freigesetzt, die ihrerseits Knorpel und Knochen zerstören.

Laborbefunde

Blutsenkung (BSG) hoch, CRP positiv, rote Blutkörperchen vermindert, Eisen vermindert, Alpha-2-Globulin vermehrt, Rheumafaktoren (nur bei 80 %, also nicht immer!): Latex, Waaler-Rose positiv, wenn antinukleäre Faktoren nachweisbar: Prognose schlechter.

Röntgen

Stadium I: Weichteilschwellung, gelenknaher Knochenschwund (iuxtaartikuläre Osteoporose).

Stadium II: Knorpeluntergang Gelenkspaltverschmälerung und beginnende Zerstörung an der Knorpel-Knochen-Grenze (Usuren).

Stadium III: zusätzliche größere Hohlräume (Zysten) und evtl. Knocheneinbrüche.

Stadium IV: vollkommene Gelenkzerstörung.

Therapie

Die chronische Polyarthritis ist derzeit nicht heilbar, doch in der überwiegenden Anzahl der Fälle gut beeinflussbar. Behandlungsziel ist die Hemmung der Entzündungsaktivität sowie die Bekämpfung des Schmerzes. Die Behandlung sollte interdisziplinär durch einen Rheumatologen und einen Orthopäden erfolgen.

Im Frühstadium werden nichtsteroidale Antirheumatika (NSAR) eingesetzt. Man verwendet Rheutrop, Voltaren, Brufen, Felden, Ibutop, Indocid etc.

Eventuell werden zusätzlich so genannte Basistherapeutika wie Methotrexat, Gold, Chloroquin, Salazopyrin und D-Penicillamin verwendet. Im akuten Krankheitsschub gibt man kurzfristig Kortison. Da ständig neue Medikamente auf den Markt kommen, soll die medikamentöse Therapie bei schwierigen Fällen Spezialisten vorbehalten bleiben.

Eine wichtige Stütze der konservativen Rheumatherapie ist die lokale Infiltration (siehe Seite 29). Physikalische Therapie: Im akuten Stadium kommen nur die Eisbehandlung und die Iontophorese zur Anwendung. Im chronischen Stadium Elektrotherapie, Unterwasserbehandlung, Massage und Heilgymnastik. Das Aufrechterhalten einer normalen Gelenkfunktion, das Erlernen gelenkschonender Arbeitshaltung, die Anwendung von Hilfsmitteln wie Wasserhahnöffner, Strumpfanzieher etc. sind Bereiche der Ergotherapie – und beim Rheumapatienten sehr wichtige Maßnahmen.

Orthopädisch-chirurgische Therapie

Die konservative Therapie muss für einige Monate versucht werden. Bei Fehlschlagen der Therapie soll allerdings mit einer so genannten arthroskopischen »Frühsynovektomie« (Entfernung der entzündeten Gelenkschleimhaut) nicht zu lange zugewartet werden, um größeren Schäden am Gelenkknorpel oder gar einer völligen Gelenkzerstörung vorzubeugen. Die Frühsynovektomie ist eine therapeutisch-prophylaktische Maßnahme, bei welcher die entzündete Gelenkinnenhaut in einem Stadium entfernt wird, in dem sie den Knorpel noch nicht überwachsen und zerstört hat. Die Gelenkschleimhaut ist die erkrankte Struktur im Gelenk – also auch sinnvoller Angriffspunkt einer Therapie. Durch den Eingriff wird die entzündliche Aktivität unterbrochen. Außerdem werden feine Nervenendigungen entfernt – dadurch entsteht Schmerzfreiheit. Die Gelenkschleimhaut bildet sich innerhalb von 6 Wochen nach. Dadurch kann das Gelenk wieder eine ungestörte Funktion erlangen. In der Regel kommt es nicht mehr zum Befall eines derart behandelten Gelenkes.

Gegenüber der früheren (auch heute noch durchaus üblichen) offenen Operation, bietet die arthroskopische Synovektomie große Vorteile bezüglich der Schonung wichtiger Kapsel-Band-Strukturen.

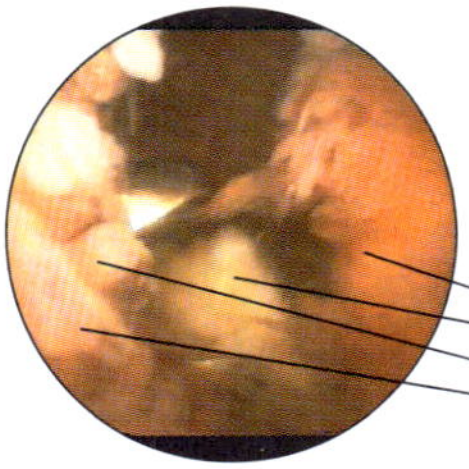

Das Knie ist mit düsterroten, entzündeten Schleimhautfalten ausgefüllt, sie werden arthroskopisch mit der Saugfräse entfernt.

Da eine breite Gelenkeröffnung entfällt, wird auch die Gefahr der Arthrofibrose (Gelenkverschwartung, Gelenkeinsteifung) gebannt.

Der Entschluss zur frühen Operation fällt heute leichter. Die Belastung des Patienten und die Schmerzen nach der Operation sind gering und die Rehabilitation verläuft rasch. Der Spitalsaufenthalt beträgt nur wenige Tage.

Nachbehandlung

Unmittelbar nach der Operation beginnt die Bewegungstherapie auf einer motorisierten Knieschiene (CPM). Aufstehen ist nach Entfernung der Drainage ab dem 2. Tag nach der Operation möglich.

Erfolg

Generell gilt: Je früher der Eingriff durchgeführt wird, umso größer ist die Erfolgsaussicht. Die Operation wird mit arthroskopischen Saugfräsen durchgeführt. Neuerdings setzt man auch den Operationslaser zur blutungsarmen Entfernung der entzündeten Gelenkschleimhaut ein. Die Erfolgsquote beträgt etwa 80 %.

Komplikationen

Die Komplikationsrate ist gering und entspricht jener der anderen arthroskopischen Operationen. Weniger eine Komplikation als vielmehr eine Folge der rheumatischen Gelenkentzündung ist das fallweise Wiederauftreten der entzündlichen Gelenkschleimhaut nach einigen Jahren.

Aufgrund der geringen Operationsschmerzen entschließen sich aber die Patienten »gerne« für eine Wiederholung des arthroskopischen Eingriffes.

Liegen bereits Zerstörungen des Knorpels vor, also im Stadium II oder im beginnenden Stadium III der Erkrankung, kann – mit sicher schlechteren Erfolgsaussichten – eine Spätsynovektomie versucht werden. In der Regel wird die Spätsynovektomie mit einer Gelenktoilette (siehe Kapitel Arthrose) zu kombinieren sein.

Bei hochgradigen Knorpel- und Knochenzerstörungen ist es notwendig, das Gelenk durch Implantation einer Totalendoprothese zu rekonstruieren (siehe Seite 112).

2. Psoriasis-Arthritis

Arthritis psoriatica, entzündlicher Gelenkbefall bei Schuppenflechte

Meist erkrankt zuerst die Haut und erst später erkranken die Gelenke. Der Hautbefall der Schuppenflechte reicht von mehreren kleineren versteckten Hautbezirken bis zum Ganzkörperausschlag. Diese Erkrankung bietet kein einheitliches Erscheinungsbild – sie unterteilt sich in viele Sonderformen.

Zwischen dem Auftreten der ersten Hautausschläge und der Erkrankung der Gelenke können Jahre vergehen. In 80 % der Fälle sind die Nägel befallen. Die häufigste Form dieser Gelenkentzündungen ist die asymmetrische oligoartikuläre (wenige Gelenke sind erkrankt) Arthritis mit etwa 50 % der Psoriasis-Arthritis-Fälle. Bei dieser Form erkranken am häufigsten die Fingergelenke, die Zehengelenke aber auch das Kniegelenk, die Hüfte und das Sprunggelenk. Die Erkrankung verläuft charakteristischerweise in Schüben, mit auch längeren Erkrankungspausen dazwischen.

Laborbefunde

Sind nicht charakteristisch.

Therapie

Nichtsteroidale Antirheumatika (Rheutrop etc. – siehe Seite 93) im Krankheitsschub, Infiltrationen, Hautbehandlung evtl. Synovektomie am Kniegelenk.

3. Reaktive Arthritis

Reiter-Syndrom, sexuell erworbene reaktive Arthritis, postenteritische reaktive Arthritis (nach entzündlichen Darmerkrankungen)

2 bis 6 Wochen nach einer Infektion des Magen-Darm-Traktes oder nach einer Infektion der Geschlechtsorgane und der harnableitenden Organe kommt es zur Gelenkentzündung. Aufgrund der flüchtigen und nicht sehr schwerwiegenden Symptome im Bereich des Magen-Darm-Traktes oder der Geschlechtsorgane ist diese Erkrankung nicht leicht festzustellen.

Zumeist ist das Kniegelenk oder das Sprunggelenk betroffen, zusätzlich eventuell die Finger oder die Zehen, manchmal auch die Achillessehne, die Ferse und die Wirbelsäule. Eventuell erkranken zusätzlich die Harnröhre, die Bindehaut und die Vorhaut.

Erreger der Infektion des Magen-Darm-Traktes oder der Geschlechtsorgane sind Chlamydien, Yersinien, Mykoplasmen, Salmonellen, Shigellen und andere. Die Gelenkentzündungen werden durch eine Immunantwort auf Bruchstücke dieser Erreger verursacht. In der Gelenkflüssigkeit können diese Keime nicht nachgewiesen werden (zum Unterschied von der infektiösen, eitrigen, bakteriellen Gelenkentzündung, sind bei dieser Erkrankung keine Keime im Gelenk).

Labor

Blutsenkung (BSG) hoch, Rheumafaktoren negativ, HLA-B27 oft positiv, evtl. Leukozytenanstieg, Antikörper gegen oben genannte Erreger positiv, manchmal Abstrich und Stuhlkultur notwendig.

Therapie

Antirheumatika, evtl. Antibiotika, insbesondere bei der Chlamydien-Infektion.

Bei nachgewiesener Infektion der Geschlechtsorgane und der harnableitenden Organe (Urogenitaltrakt) müssen alle Geschlechtspartner mittels Antibiotika mitbehandelt werden. In chronischen Fällen werden so genannte immunmodulierende Medikamente wie Methotrexat oder Salazopyrin eingesetzt.

Nichtrheumatische, infektiöse Kniegelenkentzündungen

1. Bakterielle, eitrige Gonarthritis (Kniegelenkentzündung)

Von einem irgendwo im Körper befindlichen Eiterherd gelangen Erreger über die Blutbahn (hämatogen) oder über die Lymphwege (lymphogen) ins Kniegelenk.

Das Kniegelenk ist dabei häufig schon vorgeschädigt – entweder durch eine degenerative oder entzündliche Erkrankung (Arthrose oder Arthritis) – und stellt somit einen Ort der verminderten Abwehr dar – eine Schwachstelle also, in der sich die Erreger leichter festsetzen können.

Eine weitere Möglichkeit der Infektion ist das direkte Eindringen von Keimen ins Kniegelenk, also über eine offene Wunde – oder in sehr seltenen Fällen – auch im Rahmen einer Operation oder einer Injektion ins Knie.

Die bakterielle Entzündung verläuft zumeist eitrig, führt unbehandelt zu einer raschen Zerstörung von Knorpel und Knochen im erkrankten Gelenk und nicht selten zur Kniegelenkversteifung.

Folgende Keime können eine eitrige Knieentzündung verursachen:

Staphylokokken, Streptokokken, Pneumokokken, Pseudomonas, Escherichia coli, selten auch Gonokokken (beim Tripper), bei Tuberkulose und anderen.

Symptome (nicht alle müssen zutreffen)

Zunehmende Schmerzen, mäßige bis sehr starke Schwellung und Überwärmung des Kniegelenkes, anfangs hellrote, später dunkle bis düsterrote Verfärbung, allgemeines Krankheitsgefühl, Fieberanstieg.

Labor

Blutsenkung (BSG) hoch, CRP hoch, Leukozyten hoch, Bakterien im Punktat.

Therapie

Dies ist ein absolut akutes Krankheitsbild! Die Gesundheit des Patienten, möglicherweise sogar sein Leben, in jedem Fall aber das Kniegelenk sind massiv gefährdet!

Noch am selben Tag nachdem die Diagnose durch eine Kniegelenkpunktion (eitrige, trübe, oft zähe Flüssigkeit entleert sich aus dem Knie) untermauert ist, muss das Knie orthopädisch-chirurgisch behandelt werden:

Arthroskopisch wird das Kniegelenk vom Eiter befreit (durchgespült), die entzündete, düsterrote Gelenkschleimhaut (Synovialis) wird entfernt und eine so genannte Spül-Saug-Drainage angebracht. Dies ist ein Schlauchsystem mit 1 bis 2 kleinfingerdicken Schläuchen, durch die Desinfektionsmittel (eventuell mit Antibiotika) ins Knie fließt und 1 bis 2 weiteren Schläuchen, die den Abfluss aus dem Knie besorgen. Das Bein wird in einer Schaumstoffschiene gelagert und mit Eispackungen gekühlt. 2- bis 4-mal pro Tag werden mittels Kurzinfusion Antibiotika in die Vene verabreicht. Anfangs hält der Patient natürlich Bettruhe. 2 bis 3 Tage wird das Kniegelenk derart behandelt und anschließend zunächst der Zufluss und später auch der Abfluss entfernt.

Nachbehandlung

Nach Entfernung der Spül-Saug-Drainage wird mit aktiven Anspannungsübungen (isometrisch) und vorsichtigen Bewegungen auf der motorisierten Übungsschiene (CPM) begonnen. Wenn die Entzündungszeichen im Abklingen sind, darf der Patient etwa ab dem 4. bis 6. Tag nach der Operation mit 2 Unterarmstützkrücken und Entlastung des operierten Beines aufstehen. Die intravenöse Antibiotikagabe beträgt ebenso wie der stationäre Aufenthalt ca. 2 bis 4 Wochen.

Prognose

Bei rechtzeitiger Einlieferung des Patienten zur orthopädisch-chirurgischen Behandlung gelingt es so gut wie immer, die Funktion des Kniegelenkes zu erhalten. Ob durch die eitrige Kniegelenkentzündung eine bereits vorhandene Arthrose rascher fortschreitet oder beim nicht vorgeschädigten Knie rascher entsteht, ist anzunehmen, kann aber prognostisch – wenn überhaupt – nur im Einzelfall beurteilt werden.

2. Borreliose Lyme-Arthritis

Zumeist erfolgt die Infektion durch einen Zeckenbiss. Der Körper wird mit Spirochäten infiziert, die sich sehr langsam in den Gelenken, im Herzen, in der Haut und im Zentralnervensystem vermehren. Zwischen wenigen Tagen und 3 Wochen tritt im Einstichbereich ein ringförmig-begrenzter Ausschlag auf (Stadium I).

Später können flüchtige und unspezifische Allgemeinsymptome auftreten: Fieber, Kopfschmerzen, Gelenk- und Muskelschmerzen sowie Abgeschlagenheit.

Im Stadium II können sehr starke Schmerzen, Lähmungen und Gehirnhautentzündung auftreten.

Das Stadium III bezeichnet bereits die chronisch gewordene Erkrankung nach Monaten oder Jahren mit Hautveränderungen, Herzerkrankung, Gelenkentzündungen mit eventueller Beteiligung des Kniegelenkes sowie Persönlichkeitsstörungen.

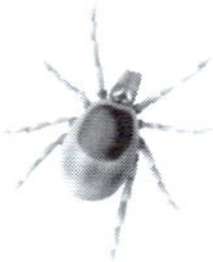

Labor

Antikörper gegen Borrelien im Blut oder in der Gelenkflüssigkeit. Die Bedeutung der Borrelienserologie sollte ohne die dazugehörigen klinischen Symptome nicht überbewertet werden.

Therapie

Antibiotika für mindestens 3 Wochen.

> **Erfolg**
>
> **Rechtzeitig erkannt ist die Borreliose durch Antibiotika heilbar.**

In Spätstadien bleibende Schäden im Zentralnervensystem, Haut und Gelenken.

Kniegelenkentzündungen bedingt durch Einlagerung von Kristallen

1. Gicht Arthritis urica

Etwa 3 % der erwachsenen Bevölkerung erkranken an Gicht, wobei Männer ca. 30-mal häufiger betroffen sind. Bei etwa einem Drittel sind schon früher Familienmitglieder erkrankt.

Die Erkrankung geht häufig mit Übergewicht, Bluthochdruck und Zuckerkrankheit einher. Es handelt sich um eine Stoffwechselstörung des so genannten Purinstoffwechsels. Aufgrund einer schlechten Harnsäureausscheidung seitens der Niere kommt es zum Anstieg des Harnsäurespiegels im Blut. Harnsäurekristalle setzen sich in Gelenken und Weichteilen fest.

Die erste »Erfahrung« mit seiner Krankheit macht der Patient häufig aus völliger Gesundheit im Rahmen eines so genannten Gichtanfalls: Es kommt zu einer akuten und häufig außerordentlichen schmerzhaften Gelenkentzündung, wobei das Großzehengrundgelenk, das Kniegelenk, das Sprunggelenk oder andere Fußgelenke betroffen sein können (in absteigender Häufigkeit).

Dem gegenüber steht die chronische Gicht mit immer wiederkehrenden Gelenkentzündungen, welche Schäden am Gelenkknorpel und am gelenknahen Knochen auslösen. Häufig ist die Miterkrankung von Sehnen und Weichteilen.

Diättabelle bei Gicht

Nahrungs-mittelgruppe	Erlaubt	Zu vermeiden
Getränke	Tee, Kaffee, Kakao, Fruchtsäfte, leichte alkohol. Getränke	größere Alkoholmengen
Milch, Milchprodukte, Eier	Milch, Jogurt, Käse, Topfen, Eier	
Brot, Mehlspeisen	Haus- und Feinbrot; Mürbgebäck und Rührkuchen	Weißbrot, Semmeln, Germkuchen (Hefekuchen), Cremetorten
Suppen	alle Suppen bis auf	Fleisch-, Geflügel-, Fisch- und Brühwürfelsuppen
Fleisch, Fisch, Wurst	magere Fleisch- und Fischgerichte in gekochter Form, magere Wurstwaren	fettreiche bzw. panierte Fleisch- oder Fischgerichte, Geflügel aller Art; Zunge, Leberwurst, sämtliche Innereien, in Öl eingelegte Fische
Fette, Öle, Marinaden usw.	pflanzliche Fette (Öle, Margarine), Butter. Bei Übergewicht entsprechende Beschränkung der Fettzufuhr.	Speck, Schmalz, Mayonnaisen, Marinaden, Remouladen, Fleischextrakte
Beilagen	Reis, Eierteigwaren, Kartoffeln, Grieß. (Bei Übergewicht entsprechende Beschränkung der Kohlenhydratzufuhr.)	
Gemüse, Obst	alles Obst und Gemüse bis auf	Spinat, Karfiol, Hülsenfrüchte, Spargel, Pilze
Würzen	mäßig Salz & alle milden Gewürze	scharfe Gewürze (Senf, Pfeffer)

Labor

Harnsäure (Hs) im Blut über 6 mg % bei Frauen, über 7 mg % bei Männern. In der Gelenkflüssigkeit: Uratkristalle, hohe Zellzahl, geringe Viskosität.

Röntgen

Anfangs keine krankhaften Veränderungen, in Spätstadien Knochendefekte durch Gichttophi (Gichtknoten).

Therapie

Gichtanfall: Nichtsteroidale Antirheumatika (NSAR) z. B.: Rheutrop, Infiltrationen.

Chronische Gicht: Medikamente, die entweder die Harnsäureentstehung hemmen oder die Harnsäureausscheidung fördern z. B. Urosin, Zyloric, Gichtex, Infiltrationen etc.

Sehr wichtig sind die purinarme Diät, Gewichtsreduktion und wenig Alkohol!

2. Chondrokalzinose

Pseudogicht, Pyrophosphatarthropathie

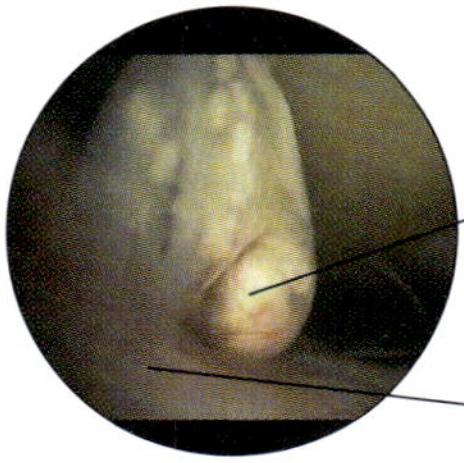

Ablagerungen von Kalziumpyrophosphatkristallen im Gelenkknorpel, im Meniskus und in der Gelenkinnenhaut rufen Gelenkentzündungen hervor. Am häufigsten erkrankt ist das Kniegelenk, die Chondrokalzinose kann aber auch sämtliche andere Gelenke des Körpers betreffen. Es erkranken eher ältere Personen (ohne Geschlechtsdominanz).

Labor

Kristalle in der Gelenkflüssigkeit.

Röntgen

Die Meniskus- und Gelenkknorpelverkalkungen kommen sehr gut zur Darstellung.

Therapie

Kortison- oder Hyalganinfiltrationen, physikalische Maßnahmen, Arthrosebehandlung. Bei Nichtansprechen der konservativen Therapie: arthroskopische Gelenktoilette mit Entfernung der Verkalkungsherde. In seltenen Fällen muss bei schwerer Gelenkzerstörung eine Totalendoprothese implantiert werden.

Andere Kniegelenkerkrankungen

Mehr der Vollständigkeit halber als wirklich erklärend seien noch folgende Erkrankungen des Kniegelenkes beziehungsweise Kniegelenkmitbeteiligungen bei Systemerkrankungen erwähnt.

Synovitis villonodularis (pigmentosa)

Kniegelenkentzündung unklarer Entstehungsursache. Knotige und zottige Wucherungen der Gelenkschleimhaut mit zahlreichen kleinen Einblutungen. In der Folge kommt es zur Schädigung des Gelenkknorpels und Ausbildung einer Arthrose. Daher sollte man frühzeitig die Gelenkschleimhaut entfernen (Synovektomie).

Gutartige Tumoren

Gewebe wie Fett (Lipome), Bindegewebe (Fibrome), Blutgefäße (Hämangiome), Knorpel (Chondrome) und Knochen (z. B. Osteoidosteome, Cartilaginäre Exostosen) können im Bereich des Kniegelenkes gutartige Geschwülste bilden. Sowohl die endgültige Diagnose als auch die Behandlung bestehen in der Regel in der Entfernung solcher Geschwülste.

Bösartige Tumoren

Sehr selten kann es auch am Kniegelenk primäre, bösartige Tumoren geben. Sie können sämtliche an der Bauweise des

Kniegelenkes beteiligte Gewebe betreffen und heißen in der Regel Sarkome. Am häufigsten sind Sarkome, die die Gelenkschleimhaut (Synovialsarkom) oder die Bänder und Muskelhüllen (Epitheloides Sarkom) betreffen.

Die Behandlung besteht in einer raschen Entfernung des Tumors mit eventuell anschließender Chemo- und Strahlentherapie. Auch Metastasen (Absiedelungen) anderer im Körper auftretender Tumoren können das Knie betreffen. Bei unklaren Beschwerden im Kniegelenk muss leider auch an bösartige Tumoren gedacht werden. In solchen Fällen sollte man unbedingt rasch einen Spezialisten aufsuchen!

Kniegelenkmitbeteiligung im Rahmen von Systemerkrankungen

Kniegelenkentzündungen beziehungsweise Kniegelenkerkrankungen kann es im Rahmen von sehr verschiedenen Erkrankungen geben.

Einige wichtige sind: Zuckerkrankheit (Diabetes mellitus), Weichteilrheumatismus, angeborene Bindegewebsstörungen, Schilddrüsenüber- oder unterfunktion, Bluterkrankheit (Hämophilie) sowie Hydroxylapatitkristall-Ablagerungskrankheit. Bösartige Krankheiten an anderen Körperstellen können Kniegelenkentzündungen auslösen. Selbst die Schwangerschaft, die nun wirklich keine Erkrankung ist, kann aufgrund des momentanen Hormonungleichgewichtes und der allgemeinen Zunahme des Körpergewichtes Kniebeschwerden verursachen.

Akute und chronische Knie-Instabilitäten – sehr häufige Sportverletzungen

Riss des vorderen Kreuzbandes

Das vordere Kreuzband ist ein wichtiger Stabilisator des Kniegelenkes. Nach einem Riss kann es bei sportlicher Belastung, Müdigkeit oder nachlassender Konzentration zu einem Verrutschen und Verdrehen der Oberschenkelrollen (Fermurcondylen) auf dem Unterschenkel (Tibiaplateau) kommen.

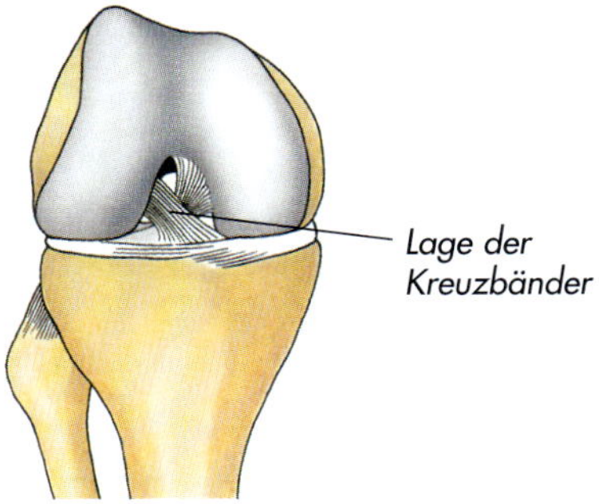

Der Patient fühlt, dass sein Knie instabil ist und manchmal sogar nachgibt (»giving way«). Bei normalem Gehen in der Ebene ist das Knie meist aber unauffällig und nicht schmerzhaft. Durch das »Verrutschen« des Gelenkes können Gelenkknorpel und Menisken verletzt und geschädigt werden. Mehr als in der Medizin sonst üblich, herrschen bei der Behandlung der vorderen Kreuzbandruptur (Kreuzbandriss) Auffassungsunterschiede bezüglich der Notwendigkeit und des Zeitpunktes einer operativen Stabilisierung beziehungsweise der Wahl des Transplantates und der Operationsmethode vor.

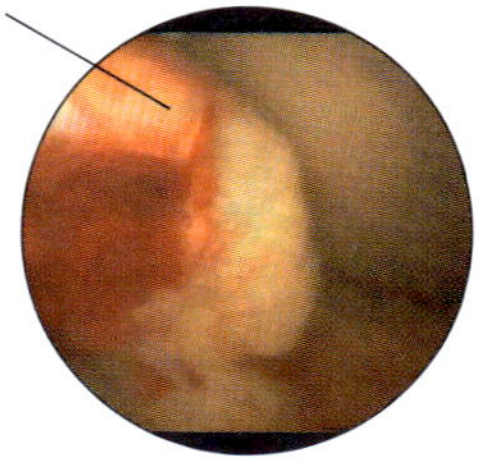

Das ist eine arthroskopische Sicht eines frisch gerissenen vorderen Kreuzbandes mit Einblutung ins Gelenk

1. Kreuzbandnaht

Der frische vordere Kreuzbandriss (bis zu 2 Wochen nach dem Unfall) wird nur dann genäht, wenn dafür »ideale« Verhältnisse vorliegen:

Das vordere Kreuzband muss in seiner ganzen Länge erhalten sein und entweder oben am Oberschenkel (häufiger) oder am Unterschenkel (seltener) vom Knochen abgerissen sein.

Dann wird das vordere Kreuzband entweder im Rahmen einer arthroskopischen Operation oder auf dem Wege der Gelenkeröffnung (Arthrotomie) mittels Nähten, die durch einen 3 bis 4 mm starken Knochenkanal eingezogen werden, an der Abrissstelle fixiert (Rekonstruktion der ursprünglichen anatomischen Verhältnisse). Um die Nähte anfangs nicht zu sehr zu belasten, wird das fixierte Kreuzband zusätzlich mit einem Transplantat geschient und gestützt (augmentiert). Hier gibt es sehr unterschiedliche Methoden:

Man kann für die Augmentation entweder eine eigene Sehne (des so genannten Musculus semitendinosus – »der Halbsehnige«) oder ein Kunstband verwenden. Bei den Kunstbändern gibt es selbstauflösende (nach ca. 12 Wochen beginnt das Kunstband an Festigkeit zu verlieren – und das eigene Band an Festigkeit zu gewinnen) oder nicht selbstauflösende Bänder (welche irgendwann doch reißen).

Selbst wenn diese Verhältnisse vorliegen (also ein oberer oder unterer Kreuzbandausriss), sind manche Operateure – zu denen auch ich gehöre – der Ansicht, dass eine Rekonstruktion mit dem eigenen Kreuzband aufgrund der schlechten zu erwartenden Ergebnisse nicht durchgeführt werden sollte, sondern – wenn notwendig – eine Kreuzbandersatzoperation durchgeführt werden muss.

2. Rekonstruktion eines Knochen-Kreuzband-Ausrisses

Eine unbestrittene Indikation zur Rekonstruktion des eigenen Kreuzbandes ist es allerdings, wenn das Kreuzband mit einer Knochenschuppe ausreißt. Diese Knochenschuppe kann (wenn sie groß genug ist) mitsamt dem Kreuzband angeschraubt werden.

Da Knochen zum Unterschied von Bändern eine sehr gut durchblutete Struktur haben, darf mit der Einheilung und mit einem guten Ergebnis gerechnet werden.

Eigenes Therapiekonzept

Bei einem frischen vorderen (nicht knöchernen) Kreuzbandriss verfahre ich folgendermaßen:

Kniepunktion zur Diagnosesicherung: Das Punktat ist Blut ohne Fettaugen (am Blut schwimmende Fettaugen heißt: Knochenbruch mit Eröffnung des Markraumes). Anschließende manuelle Untersuchung der Bandfestigkeit, Röntgen, wenn möglich MRT.

Der isolierte Kreuzbandriss kommt zwar vor, ist aber relativ selten. Daher sollten alle Kniegelenke mit blutigem Punktat arthroskopisch abgeklärt werden. Zusatzverletzungen können so erkannt und behandelt werden.

Häufige Begleitverletzungen sind Knorpelabscherungen oder tiefe Knorpelverletzungen, die zumeist in der MRT nicht zur Darstellung kommen (und schon gar nicht im Röntgen), Meniskusverletzungen und Kapselrisse.

Im Rahmen dieser Arthroskopie wird das Kniegelenk gespült, vom Blut befreit und nach weiteren Verletzungen abgesucht. Knorpelabscherungen und kleinere Meniskusrisse werden entfernt. Das Schicksal von großen und basisnahen Meniskusrissen hängt davon ab, ob eine gleichzeitige Kreuzbandersatzoperation durchgeführt wird und ob die Kriterien für eine Meniskusnaht erfüllt werden. Der Riss muss in der gut durchbluteten »roten« Zone sein, das Patientenalter darf nicht zu hoch sein (siehe Kapitel Meniskusschäden) und das Kniegelenk muss stabil sein (eben durch eine Kreuzbandersatzoperation).

In einem Satz gesagt, bedeutet dies: Werden die Kriterien erfüllt – Meniskusnaht.

Werden die Kriterien nicht erfüllt: Meniskusteilentfernung.

Aus folgenden Umständen treffe ich meine Entscheidung, ob eine Kreuzbandersatzoperation schon im Rahmen der ersten Arthroskopie erfolgt:

a) Patientenalter

In manchen Publikationen werden absolute Zahlen wie 40 Jahre, 50 Jahre oder Ähnliches als Obergrenze genannt. Die Größenordnung ist schon richtig, für mich ist aber das so genannte biologische Alter entscheidend: Manche Patienten sind in höherem Alter einfach noch wesentlich besser »erhalten« als andere in einem jüngeren.

b) Erwartungshaltung und Aktivitätsniveau

Welche Erwartungen stellt der Patient an die Operation? Welchen Beruf übt er aus – Portier oder Hochspannungsmast-Kletterer? Soll das Kniegelenk im täglichen Büroalltag gut dienen oder möchte der Patient Sport betreiben? Welchen Sport? Eine Sportart, für die man ein gut funktionierendes vorderes Kreuzband benötigt? Auf welchem Leistungsniveau bewegt sich der Patient? Hobbysport – Leistungssport – Profisport?

c) Gelenkzustand

Je besser das Gelenk ist, umso eher benötigt es ein vorderes Kreuzband. Je schlimmer vorbestehende Knorpelschäden sind, je ärger die Arthrose bereits ausgeprägt ist, umso weniger wird man an eine Stabilisierung mit einem Kreuzbandersatz denken.

d) Trainingszustand

Ein muskelstarker Patient kann das vordere Kreuzband leichter entbehren, als ein völlig untrainierter.

e) Patientenwille

Dies ist der wichtigste Punkt. Nach genauer Aufklärung möchten es manche Patienten, z. B. Manager, die für die recht umfangreiche Nachbehandlung zur Zeit keine Möglichkeit sehen, ohne Kreuzbandersatz versuchen. Die Stabilisierungsoperation kann ja auch zu einem späteren Zeitpunkt nachgeholt werden.

Je jünger der Patient und je besser sein Kniegelenk ist, je höher sein sportliches Leistungsniveau und je stärker sein Wille ist, den Sport weiter betreiben zu wollen – desto leichter fällt die Entscheidung, schon beim ersten Eingriff eine Kreuzbandersatzoperation durchzuführen.

Umgekehrt – ein älterer Patient mit einem schlechten Kniegelenk und geringem Leistungsniveau benötigt nur eine arthroskopische Behandlung von etwaigen Zusatzverletzungen, aber kein vorderes Kreuzband.

Dazwischen liegt eine Grauzone, in der nach minutiösen Überlegungen von Fall zu Fall entschieden werden muss. Fällt die Entscheidung gegen einen operativen Kreuzbandersatz, wird intensive, frühfunktionelle Physiotherapie betrieben – dies gilt allerdings nur für die isolierte Verletzung des vorderen Kreuzbandes. Liegt eine kombinierte Kapsel-Band-Verletzung vor, wird eine Gipshülse für 4 Wochen angelegt und anschließend unter dem Schutz einer Orthese (Knieschiene) mit der Heilgymnastik begonnen.

Veraltete Kreuzbandrisse werden bei »giving way«, also Einknicken beim Stiegensteigen oder bei sportlicher Betätigung und ausreichender aber misslungener Trainingstherapie ebenfalls operativ stabilisiert.

3. Kreuzbandersatz = Kreuzbandplastik

Operationstechnik

Als Kreuzbandersatz wird heute nach Möglichkeit körpereigenes Gewebe verwendet und hierfür entweder die Sehne des Semitendinosus-Muskels (an der inneren Seite des Oberschenkels gelegen) oder das mittlere Drittel des Kniescheiben-Bandes eingesetzt. Die Sehne wird mit einem so genannten Sehnenstripper über einen etwa 3 cm langen Hautschnitt entnommen, wodurch der entsprechende Muskel zwar geschwächt wird, was aber die Gesamtfunktion nicht beeinträchtigt, da andere Muskel seine Arbeit übernehmen. Da die Sehne nur eine Stärke von etwa einem Drittel des natürlichen Kreuzbandes aufweist, aber ca. 4-mal so lang ist, wird sie 3fach oder 4fach gelegt, wodurch eine stärkere Reißfestigkeit und eine ähnliche Elastizität im Vergleich zum natürlichen Kreuzband entsteht. Das Transplantat wird an den Enden an künstlichen Bändern befestigt und in die arthroskopisch gelegten Knochenbohrungen im Ober- und Unterschenkelknochen an der Stelle des natürlichen Kreuzbandes eingezogen. Die Befestigung am Oberschenkel erfolgt durch ein 4 mm langes Titanplättchen und am Unterschenkel mittels einer Knochenschraube. Außer den beiden Arthroskopiezugängen und dem 3 cm langen Schnitt für die Sehnenentnahme ist – bei ausgefeilter Operationstechnik – kein weiterer Zugang notwendig.

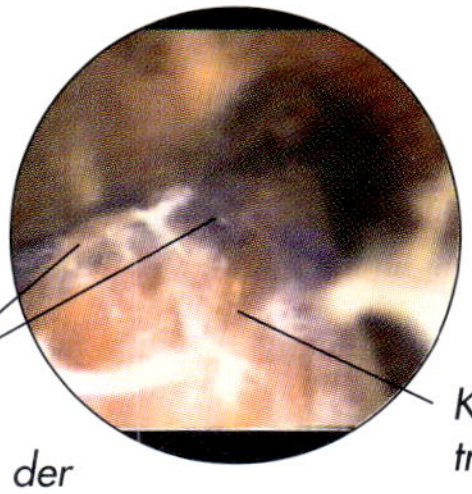

Das 4fach gelegte Sehnentransplantat (Sehne des semitendinosus) wurde bereits eingezogen.

Verwendet man als Transplantat einen Teil des Kniescheiben-Bandes, werden für die Entnahme 1 bis 2 weitere 3 bis 5 cm lange Hautschnitte im vorderen Kniebereich benötigt. Aus dem mittleren Band-Drittel wird ein 10 bis 12 mm im Durchmesser haltendes Transplantat entnommen, welches an beiden Enden je einen etwa 1,5 cm langen Knochenblock gleichen Durchmessers trägt (aus der Kniescheibe und aus dem Unterschenkel). Das Transplantat wird in die vorher beschriebenen Knochenbohrlöcher eingezogen und entweder mit Knochenschrauben befestigt oder (»tischlermäßig«) auf Presssitz eingepasst. Das Entscheidende an der Kreuzbandersatzoperation ist das genaue Positionieren der Eintritte des Transplantates in das Gelenk (isometrischer Punkt), um ein Auslockern des Kreuzbandersatzes oder eine Bewegungseinschränkung des Kniegelenkes zu vermeiden.

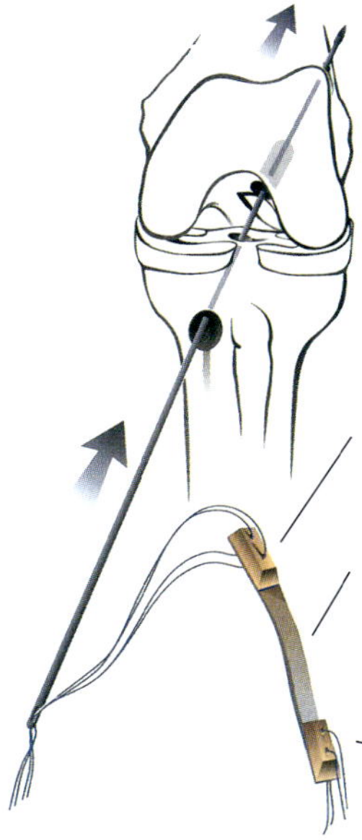

Einziehen des Kreuzbandtransplantates

Nachbehandlung

Die frühere Gipsruhigstellung entfällt heute üblicherweise. Als günstig hat sich jedoch erwiesen, für 12 Wochen ab der Operation eine Kunststoffschiene mit eingebautem Gelenk anzulegen (Orthese, Brace). Siehe Bild Seite 21. Die Schiene gibt dem Transplantat in der Anfangsphase Sicherheit und Stabilität und beschleunigt somit die Einheilung. Sie ermöglicht nahezu normales Gehen, bewahrt aber den Patienten vor unrechten Bewegungen und Schritten.

Unmittelbar nach einer Operation erreicht das rekonstruierte Band eine Reißfestigkeit von nahezu 100 %. Da das Band aber naturgemäß zunächst von jeglicher Blutversorgung abgeschnitten wurde, baut es seine Festigkeit rasch ab und erreicht etwa 6 Wochen nach der Operation einen Tiefpunkt (daher der Schutz durch die Kunststoffschiene für 12 Wochen).

Innerhalb der ersten 3 Wochen ab der Operation sollten 2 Unterarmstützkrücken verwendet werden und das operierte Kniegelenk sollte nur mit dem halben Körpergewicht belastet werden. Wir halten folgendes Heilgymnastik-Programm für sinnvoll:

Wenn möglich, sollte bereits vor einer Operation das Krückengehen erlernt und der große Oberschenkelstrecker (Musculus quadriceps) trainiert werden. Bereits ab dem 1. Tag nach der Operation setzen wir die so genannte Motorschiene (CPM) ein: In der 1. Woche beträgt das Beugeausmaß 60 Grad bei voller Streckung, in der 2. Woche 90 Grad und ab der 3. bis zur 6. Woche volles Bewegungsausmaß.

Nach einer Operation wird sofort mit dem so genannten Theraband (elastisches, breites Gummiband) der Schultergürtel trainiert.

Ebenfalls unmittelbar nach einer Operation wird mit der Elektrotherapie und Kryotherapie begonnen: Schwellstrom-Wechselstrom für den Oberschenkelmuskel. Bei starker Schwellung kann statt des Schwellstroms mit Hochvolt behandelt werden. Eispackungen für das Knie.

In der Folge wird bis zur 4. Woche ein Übungsprogramm ohne Belastung absolviert. Nach Freigabe der Belastung wird das Programm mehr auf Kraftzunahme, Koordination und Feinmotorik ausgelegt.

Erfolg

Ein guter Erfolg, sprich die volle Stabilität und Kniegelenkbeweglichkeit, kann bei etwa 90 % erreicht werden. Bei etwa 5 % besteht ein Bewegungsdefizit in der Endlage, welches aber durch einen arthroskopischen Zweiteingriff (Entfernung von überschießender Narbenbildung) beseitigt werden kann. Die meisten Patienten sind in der Lage, nach der Operation ihren Sport in vollem Ausmaß wieder aufzunehmen.

Voraussetzung für ein gutes Ergebnis ist allerdings ein optimales Zusammenspiel von Patient, Operateur und Physiotherapeut. Arzt und Therapeut müssen dem Patienten die optimale Ausgangssituation schaffen, der Patient selbst muss aber ebenfalls den nötigen Einsatz und die nötige Konsequenz für die Rehabilitation mitbringen.

Bei allen sportlichen Aktivitäten sollte der Nicht-Profi-Sportler bedenken, dass das ersetzte Kreuzband seine volle Festigkeit erst nach etwa 12 bis 18 Monaten erreicht.

Arbeitsfähigkeit

Bei Bürotätigkeit ist die Arbeitsfähigkeit nach 1 bis 2 Wochen gegeben, bei schweren körperlichen Arbeiten allerdings erst nach 3 bis 5 Monaten.

Sportfähigkeit

Schwimmen, Radfahren und kontrolliertes Laufen etwa ab 3 Monaten nach der Operation. Für Tennis und Squash mindestens 6 Monate Sportverbot. Kontaktsportarten wie Fußball, Handball usw. nicht vor 8 bis 10 Monaten ab Operation. Alle Angaben beziehen sich auf Nicht-Profi-Sportler.

Komplikationen

Durch die Sehnenentnahme kann es in etwa 5 % der Fälle zu Empfindungsstörungen unterhalb des Kniegelenkes kommen, die sich zumeist aber innerhalb von 1 bis 2 Jahren zurückbilden. Eine weitere Komplikation ist das Auslockern oder der Riss des Transplantates, mit allen möglichen Folgen eines instabilen Kniegelenkes: Einknicken beim Gehen, Entstehung von Meniskusschäden und Arthrose. Bei schlecht positioniertem vorderem Kreuzbandersatz kann es zu Bewegungseinschränkungen im Sinne der Streck- oder Beugehemmung kommen. Das Auftreten der Arthrofibrose (Gelenkverschwartung) beschränkt sich beim arthroskopischen Vorgehen auf ca. 3 % der Fälle. Es kommt dann zu einer durch Heilgymnastik nicht beherrschbaren Bewegungseinschränkung (auch bei richtiger Position des Transplantates). Die Behandlung besteht aus einer nochmaligen Arthroskopie mit Ausfräsung der überschießenden Narbenbildung und anschließender aggressiver Rehabilitation. Schließlich kann ein Streckdefizit durch einen so genannten »Zyklopstumor« bedingt sein. Dabei handelt es sich nicht um einen Tumor im Sinne einer bösartigen Gewebsneubildung, sondern um überschießend gebildetes Granulationsgewebe aus Bandresten oder gelösten Knorpelstücken, das wie ein »Auge« am vorderen Kreuzbandersatz hängt. Dieser »einäugige« Bösewicht wird im Rahmen einer kurzen Nacharthroskopie entfernt.

Die übrigen Komplikationen entsprechen denen der anderen arthroskopischen Operationen.

Riss des hinteren Kreuzbandes

Das hintere Kreuzband ist deutlich kräftiger als das vordere. Möglicherweise sind deswegen Risse dieses Kreuzbandes 10-mal seltener als Risse des vorderen Kreuzbandes. Auch das hintere Kreuzband ist ein wichtiger Stabilisator des Kniegelenkes. Es verhindert die Verschiebung des Schienbeinkopfes nach hinten und stabilisiert auch gegen die Rotation. Auch das hintere Kreuzband kann isoliert oder mit anderen Bändern oder Kapselstrukturen gemeinsam reißen. Die isolierten Rupturen bereiten dem Patienten oft wenig Beschwerden. Sie werden daher manchmal übersehen.

Beträgt die hintere Instabilität weniger als 1 cm, genügt die konservative Behandlung (Heilgymnastik), verschiebt sich der Schienbeinkopf mehr als 1 cm nach hinten, muss das hintere Kreuzband ersetzt werden, um spätere Schäden im Bereich des inneren Knieanteiles (mediales Kompartment) zu vermeiden, wobei auch hier die für das vordere Kreuzband genannten Kriterien Anwendung finden. Verletzungen des hinteren Kreuzbandes in Kombination mit hinteren/inneren (posteromedialen) oder hinteren/äußeren (posterolateralen) Kapselbandstrukturen werden operativ versorgt.

Knöcherne Ausrisse werden entsprechend solchen Verletzungen beim vorderen Kreuzband reinseriert, das bedeutet, wiederangeschraubt oder angenäht (Reparatur des eigenen hinteren Kreuzbandes).

Reißt das Kreuzband in der Mitte durch, wird es (genauso wie auch das vordere Kreuzband) nicht repariert, sondern ersetzt. Als Material für die Transplantation verwendet man hier das mittlere Drittel des Kniescheibenbandes an dessen Enden Knochenblöcke mitentnommen werden. Arthroskopisch, semiarthroskopisch oder offen werden die Ober- und Unterschenkel-Knochenkanäle gebohrt, das Transplantat anstelle des hinteren Kreuzbandes eingezogen und die Knochenblöcke mit Spreizschrauben (Interferenzschrauben) in den Bohrkanälen befestigt.

Die Nachbehandlung, die Sport- und Arbeitsfähigkeit und die möglichen Komplikationen entsprechen denen des vorderen Kreuzbandrisses.

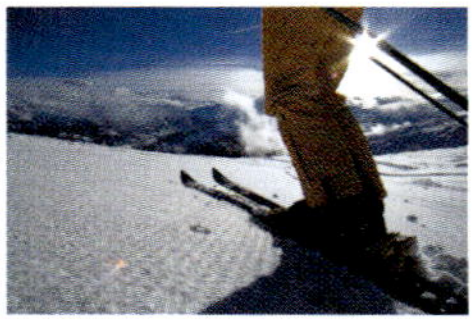

Seitenbandverletzungen

1. Inneres (mediales) Seitenband

Das innere Seitenband stabilisiert das Kniegelenk gegen zu viel X-Beinstellung. Seine inneren Anteile haben eine feste Verbindung zum Innenmeniskus. Seitenbandrisse können seltener isoliert, häufiger aber mit Begleitverletzungen des vorderen Kreuzbandes und/oder des Innenmeniskus vorkommen.

Nach der Verletzung verspürt der Patient Schmerzen an der Knieinnenseite – je nach Rissstelle mehr im Bereich des Oberschenkels oder mehr im Bereich des Unterschenkels. Besteht eine »Aufklappbarkeit« des Kniegelenkes unter 1 cm wird für 6 Wochen eine Knieschiene mit Gelenk (Orthese, die eine X-Belastung verhindert) angelegt. Gute Ergebnisse.

Besteht eine große Aufklappbarkeit, ist mit einer Zusatzverletzung zu rechnen und das Knie sollte arthroskopisch behandelt werden. Nach der Sanierung der Zusatzschäden wird das innere Seitenband nur bei oberem oder unterem Ausriss genäht bzw. reinseriert, sonst nur mit einer Schiene versorgt. Die Seitenbandinstabilität wird in der Regel gut ausheilen.

2. Äußeres (laterales) Seitenband

Dieses bleistiftrunde Band schützt das Kniegelenk vor zu viel O-Beinstellung. Es reißt nicht allein, sondern nur in Verbindung mit anderen Kapselbandstrukturen, meist in Verbindung mit dem Kreuzband. Die Versorgung erfolgt operativ durch Naht.

Knienahe Knochenbrüche

Neben dem Gelenkknorpel, den Bändern, der Gelenkkapsel und den Menisken kann bei einem Unfall natürlich auch das tragende »Gerüst« des Kniegelenkes – nämlich der Knochen – verletzt werden und brechen.

Selbstverständlich können alle an der Bildung des Kniegelenkes beteiligten Knochen betroffen sein.

Nachfolgend werden die wichtigsten Bruchformen kurz erklärt und ihre Behandlung beschrieben. Eine genaue Darstellung aller in Knienähe vorkommenden Frakturen würde den Rahmen dieses Buches sprengen.

Unterer (kniebildender) Oberschenkel (distales Femur)

Bei ca. 10 % aller Knochenbrüche in diesem Bereich finden sich zusätzlich Kreuzbandverletzungen, Meniskusrupturen und Knorpelabscherungen, so genannte »flakes«.

Bei ca. 15 % ist zusätzlich die Kniescheibe gebrochen. Etwa ein Drittel dieser Frakturen entsteht im Rahmen einer Mehrfachverletzung.

Was kann brechen?

1. Supracondyläre Frakturen (Brüche oberhalb der Oberschenkelrollen, dort, wo sich der Knochen nach oben hin verjüngt): der Knochen kann quer brechen, schräg, mehrfach bis hin zur Trümmerfraktur.

Eine konservative Behandlung mittels Gipsruhigstellung erfolgt nur bei gering verschobenen Brüchen. Alle anderen Frakturen werden operativ versorgt: Wenn dies möglich ist, verwendet man eine 95 Grad Winkelplatte mit einer Klingenlänge von 5 bis 6 cm.

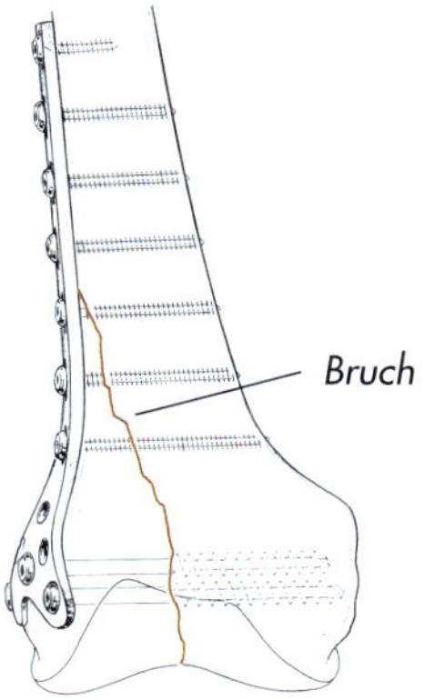

Beispiel der Versorgung eines ins Gelenk reichenden Oberschenkelbruchs

2. Monocondyläre Frakturen (Brüche, die eine Oberschenkelrolle betreffen)

   Gipsruhigstellung nur, wenn der Bruch nicht verschoben ist, zumeist aber operative Versorgung unter Verwendung von zwei 6,5 mm-Schrauben.

3. Hintere Condylenabscherung (Abbruch der <meist> inneren Oberschenkelrolle an ihrer Rückseite). Sie wird mit etwas dünneren Schrauben (3,5 mm) wieder angeschraubt.

4. Diacondyläre Frakturen (zusätzlich zur supracondylären Fraktur verläuft eine Bruchlinie in das Condylenmassiv – ins Kniegelenk hinein).

Bei einfacheren Formen dieses Typs (C1 und C2) werden zusätzlich zur notwendigen Winkelplatte für die Versorgung der supracondylären Fraktur 2 Schrauben eingebracht. Beim mehrfachen Bruch der Condylen (Typ C 3) wird eine so genannte Abstützplatte verwendet.

Nachbehandlung

Zumeist sind operativ versorgte Frakturen übungsstabil – dies bedeutet, dass Krückengehen unter Entlastung des operierten Beines möglich ist. Je nach Bruchform kann mit einer Entlastungszeit von 8 bis 12 Wochen gerechnet werden. Ausgedehnte Trümmerbrüche, bei denen eine aufwendige Rekonstruktion einschließlich Knochentransplantation (aus dem eigenen Beckenkamm) notwendig war, sind erst nach Monaten belastungsstabil.

Ergebnisse

Je nach Schwere des Bruches und Erfolg der Rekonstruktion ist mit einer späteren Arthroserate von 20 bis 60 % zu rechnen.

Mögliche Komplikationen

Infektion (in Abhängigkeit vom Weichteildefekt bis 30 %), verzögerte oder nicht stattfindende Knochenheilung (sehr selten), verbleibende Stufen im Gelenk, Rotationsfehler, Bandinstabilitäten, Gelenkeinsteifung, Thrombose.

Kniescheibenbrüche (Patellafrakturen)

Die häufigste Begleitverletzung des Kniescheibenbruches ist die Oberschenkel- und die zweithäufigste die Unterschenkelfraktur. Ein Drittel der Kniescheibenbrüche entsteht durch eine direkte Krafteinwirkung z. B. durch das Armaturenbrett bei einem Auffahrunfall. Nach Bruchformen unterscheidet man Längs-, Quer-, Stern-, Trümmer- und Abrissfrakturen.

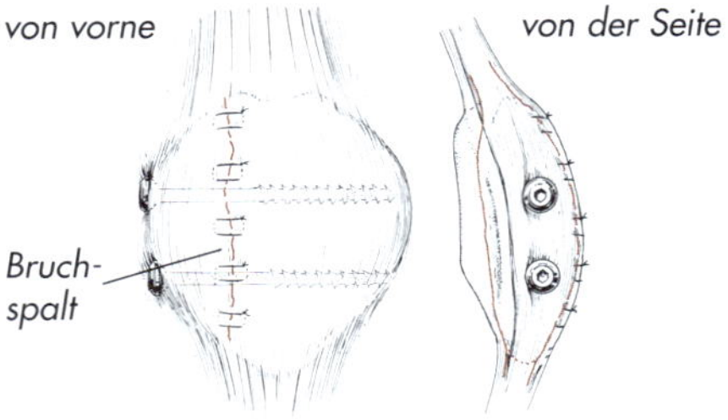

Beispiel der Versorgung einer gebrochenen Kniescheibe

Bricht ein Knorpel-Knochen-Stück aus, handelt es sich um eine so genannte osteochondrale Fraktur. Unverschobene Stern- und Längsfrakturen werden konservativ behandelt. Dies bedeutet eine Ruhigstellung für 6 Wochen. Besteht Verdacht auf eine Knorpelverletzung bzw. eine Stufe im Gelenk, ist es besser, eine Arthroskopie durchzuführen und erst intraoperativ zu entscheiden, ob die operative Stabilisierung mit Ausgleichen der Stufe das bessere Vorgehen ist. Verschobene Längsfrakturen werden verschraubt.

Verschobene Querfrakturen und Sternfrakturen werden mit einer so genannten Zuggurtung versorgt. Dies ist eine Drahtkonstruktion aus 2 Bohrdrähten, die durch die Frakturlinie eingebracht werden und einer darüber gelegten Drahtschlinge, welche durch Verdrehen unter Zug gebracht wird. Bestehen größere Fragmente, werden sie mit zusätzlichen Schrauben fixiert. Kleinere Fragmente werden entfernt.

Besteht eine nicht wiederherstellbare Trümmerfraktur, muss die Kniescheibe zur Gänze entfernt werden.

Nachbehandlung

Heilgymnastik, Motorschiene, Entlastung für 6 Wochen. Hat der Operateur das Gefühl, dass die Osteosynthese (Knochenmontage) nicht stabil genug ist, verordnet er eine Ruhigstellung für 4 bis 6 Wochen.

Erfolg

Ca. 70 % der Kniescheibenbrüche heilen gut und sehr gut, bei etwa 30 % bestehen vermutlich durch den unfallbedingten Knorpelschaden mehr oder weniger starke Schmerzen bei Belastung.

Komplikationen

Infektionen, Bruch oder Lockerung der Drähte, verzögerte oder nicht erfolgte Knochenbruchheilung, Bewegungseinschränkung, Arthroseentwicklung.

Schienbeinkopf (Tibiakopf)

Die meisten Tibiakopffrakturen entstehen durch direkte Gewalteinwirkung von innen oder von außen. Man unterscheidet Plateaufrakturen, Luxations- oder Verrenkungsfrakturen und Trümmerfrakturen.

Unverschobene und stabile Brüche können konservativ mit Bewegungstherapie und Entlastung für 6 bis 8 Wochen behandelt werden. Alle verschobenen Brüche müssen operiert werden. Ebenso wie am knienahen Oberschenkel werden Zugschrauben und/oder Abstützplatten verwendet. Bei ausgedehnten Trümmerfrakturen und großen Weichteildefekten werden so genannte Ringfixateure eingesetzt. Dabei wird der verletzte Knochen durch die Weichteile hindurch mit Drähten »gespickt«, die rund um das Bein durch stabile Ringe und Stäbe zu einer festen Konstruktion verbunden werden.

Nachbehandlung

Entlastung bei einfachen Brüchen für 8 bis 10 Wochen, bei Trümmerfrakturen für 3 bis 4 Monate. Heilgymnastik, Motorschiene.

Ergebnisse

Bei der Schienbeinkopffraktur gibt es eine derart große Vielfalt an Bruchformen und möglichen Zusatzverletzungen am Kapselbandapparat, dass die Ergebnisse sehr unterschiedlich sind.

Komplikationen

Neben den bereits bei den Oberschenkelbrüchen genannten Komplikationen ist hier das so genannte Kompartementsyndrom (Logensyndrom) zu nennen. Dabei kommt es durch Drucksteigerung in einer geschlossenen Muskelloge (durch Blutung oder Schwellung) zu einer Minderdurchblutung und eventuellem Absterben von Muskelgewebe, Nervengewebe sowie neuromuskulären Ausfällen. Der Druck in der Muskelloge muss rasch operativ entlastet werden.

Künstliche Kniegelenke Endoprothesen

Jeder Kniebehandler bemüht sich, so lange wie möglich, »knieerhaltende« Behandlungsmethoden anzuwenden.

Erklärtes Ziel meiner Abteilung ist es jedenfalls, durch die so genannte Stufentherapie, also durch Maßnahmen, die in den Abschnitten Knorpelschäden, Arthrose und X- und O-Beine beschrieben wurden, die Implantation von künstlichen Gelenken weitgehend zu vermeiden.

Bei manchen Patienten helfen einige »Stufen« der Behandlung gar nicht, andere nur relativ kurzfristig (Monate oder wenige Jahre).

Unter meinen Patienten waren glücklicherweise auch bei starken Knieschäden nur 11 % der arthroskopisch behandelten Patienten innerhalb von 5 Jahren nach der arthroskopischen Gelenktoilette, bei denen es doch notwendig war, die letzte Stufe des Therapieplanes zu besteigen und einen Teil des Kniegelenkes durch eine Schlittenprothese oder das ganze Gelenk durch eine Totalendoprothese zu ersetzen.

Bei anderen Patienten, bei denen die Ausnützung der körpereigenen Reparationsmechanismen nicht mehr möglich erscheint (hohes Alter, geringes Aktivitätsniveau, lockerer Kapsel-Band-Apparat, starke Schmerzen) und die auf eine konservative Therapie nicht mehr ansprechen, ist es sinnvoll, einige Behandlungsstufen zu überspringen (die ja oft mit einer 2-monatigen Entlastung einhergehen, was diese Patienten nicht durchführen könnten) und gleich eine Endoprothese zu implantieren.

Manche Patienten schlagen schon beim Wort »künstliches Knie« vor Entsetzen die Hände über dem Kopf zusammen. Sie stellen sich vor, dass der Knochen eine handbreit oberhalb der Kniescheibe und eine weitere handbreit unter dem Gelenkspalt abgeschnitten und eine Art »Monster-Scharnier« eingebaut wird.

Dem ist natürlich nicht so: Künstliches Kniegelenk oder Totalendoprothese bedeutet lediglich den Ersatz der krankhaft veränderten oder abgenützten Gleitfläche. Genau genommen handelt es sich also um eine künstliche Gleitfläche.

Noch einige Worte zur Begriffserklärung: Endoprothese bedeutet den Ersatz eines innen (im Körper) liegenden Organes oder Organteiles (nämlich der Gleitfläche). Totalendoprothese bedeutet zum Unterschied von der Hemiprothese (nur ein Gelenkpartner wird ersetzt, der andere nicht – ein Wort aus der Hüftchirurgie, in der Kniechirurgie ist diese Technik nicht gebräuchlich), dass beide Gelenkpartner, also die Gleitflächen am Oberschenkel und am Unterschenkel, ersetzt werden. Das Wort Totalendoprothese sagt aber noch nicht aus, ob das ganze Kniegelenk oder nur ein Teil des Kniegelenkes ersetzt wurde. Wird nämlich nur ein Teil ersetzt z. B. das innere Kompartement – besteht aus der inneren Oberschenkelrolle (medialer Femurcondylus) und dem inneren Schienbein-Plateau – spricht man von einer unicondylären Totalendoprothese, Schlittenprothese oder Halbschlittenprothese.

Eingebürgert hat sich Folgendes:

Totalendoprothese: Ersatz der Gleitflächen im ganzen Kniegelenk (evtl. aber nicht der Kniescheibenrückfläche).

Unicondyläre Totalendoprothese = Schlittenprothese = Halbschlittenprothese: Ersatz nur eines Kompartements – halbes Knie.

Beschließt man nun, eine Endoprothese zu implantieren, sind umfangreiche internistische und radiologische Untersuchungen notwendig:

Sorgfältige internistische Operationsvorbereitung (Beginn am besten mindestens 1 Monat vor der Operation) und Behandlung etwaiger Krankheiten, die die Operation zu einem Risiko werden ließen. Feststellung, ob die Eigenblutvorsorge sinnvoll erscheint – wenn ja: schrittweise Bereitstellung von 2 bis 3 Eigenblutkonserven (nicht notwendig bei der Schlittenprothese). Radiologische Untersuchung der Beinachse und des Gelenkzustandes, Feststellung von Fehlstellungen. Präoperative Planung und Wahl der ungefähren Prothesengröße mit einer Röntgenschablone – die endgültige Größenbestimmung erfolgt während der Operation.

Behandlungsprinzip

Mehr als 20 verschiedene Modelle von Totalendoprothesen und Schlittenprothesen werden von den Medizintechnikfirmen angeboten. Vom Aufbau her gesehen, sind sie alle recht ähnlich: Der Oberschenkelteil baut die natürliche Form der Condylen (Oberschenkelrollen) nach und besteht aus Metall. Zum Knochen hin wird

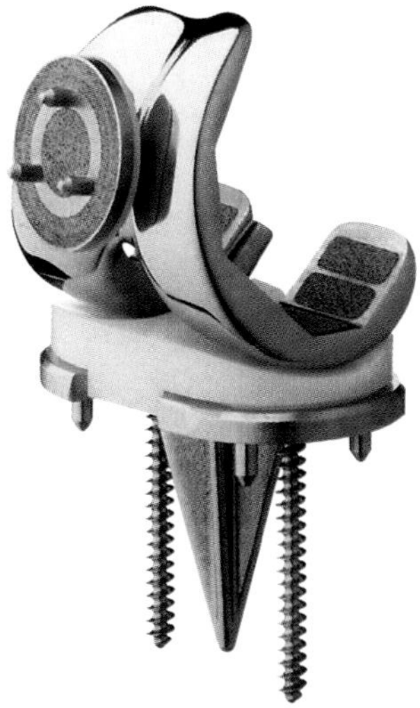

Zementfreie Knietotalendoprothese

der Femurteil entweder zementfrei auf Presssitz verkeilt oder mittels »Zement« (das ist ein Kunststoffkleber) fixiert. Der Unterschenkelteil, das Tibiaplateau, besteht aus einer Metallplattform, die mit einem zentralen Zapfen im Schienbeinkopf verankert wird – je nach Technik ebenfalls entweder zementfrei oder zementiert.

Dazwischen kommt eine Gleitfläche aus Polyäthylen. Je nachdem, welche Bandvorspannung dem neuen Knie gegeben werden soll, wird die entsprechende Stärke des Gleiteinsatzes gewählt: z. B. 9 mm, 11 mm, 13 mm, 15 mm, 19 mm.

Je nach Modell und Implantationsart wird der Tibiateil zusätzlich mit Schrauben im Schienbeinkopf befestigt, der Polyäthylenteil hält mittels eines Schnapp-Mechanismus oder wird ebenfalls zusätzlich mit einer Schraube im Metallteil fixiert.

Die künstliche Kniescheibe besteht entweder rein aus Polyäthylen, wird zementiert oder besitzt eine Titanrückfläche (zum Knochen hin) für den zementfreien Einbau.

Wird eine Kniegelenkprothese zementfrei implantiert, muss ihre Kontaktfläche zum Knochen aus Titan bestehen. Diesen Werkstoff »liebt« der Knochen, er wächst zum Titan hin und umschließt fest seine Mikrostruktur. Es kommt also zu einem festen knöchernen Verbund – die Totalendoprothese wird quasi ein Teil des Knochens.

Zementiert man die Prothese, befindet sich später eine feste Kunststoffschicht zwischen Knochen und Metall.

Für diese Art der Prothese muss nicht unbedingt Titan verwendet werden, es reichen auch andere, kostengünstigere Metalllegierungen (Chrom-Kobalt).

Zwei Fragen werden in der Kniegelenkendoprothetik seit langem heftig diskutiert:

1. Zementfrei oder zementiert?

Sowohl gute als auch schlechte Ergebnisse wurden bereits mit beiden Systemen erzielt.

Zementfreie Totalendoprothesen benötigen eine exaktere Operationstechnik, weil zwischen Metall und Knochen kein oder nur ein sehr geringer Spalt bestehen darf, außerdem ist eine einigermaßen gute Knochenqualität notwendig. Nach der Operation sollte man ein solches Knie ca. 4 Wochen nur teilweise belasten.

Da gerade die Entlastung älteren Patienten entweder sehr schwer fällt oder gar unmöglich ist und ihr Knochen oft schon sehr porotisch (weich) ist, eignet sich die zementfreie Implantationsart eher für jüngere Patienten (unter 75 Jahren).

Zementierte Prothesen bieten sich im Gegenteil eben auch für Patienten an, die sehr alt sind und sehr weiche Knochen besitzen. Außerdem sind sie schon unmittelbar nach der Operation fest im Knochen verankert und nach Weichteilheilung sofort belastbar.

2. Muss bei einer Totalendoprothese auch die Kniescheibe ersetzt werden?

Manche Operateure sind der Meinung, dass die eigene Kniescheibe belassen werden kann (wenn sie noch einigermaßen gut ist) und dass sie sich in das neu geschaffene, künstliche Kniescheiben-Gleitlager einpasst. Obwohl selbstverständlich auch eine ersetzte Kniescheibe Probleme bereiten kann (Lockerung, Bruch) implantiere ich bei Totalendoprothesen immer die Kniescheibe dazu, da es den Eingriff nur unwesentlich vergrößert, einen möglichen Schmerzherd aber doch ausschaltet.

Operationstechnik

Die Haut wird zumeist in der Mittellinie des Beines, von knapp oberhalb der Kniescheibe bis zum Ansatz des Kniescheibenbandes (3 bis 4 cm unterhalb des unteren Kniescheibenpols) eröffnet. Es sind auch schräge Schnittführungen möglich. Nun wird die Kniescheibe und der Reservestreckapparat (die Retinakula) dargestellt. Nach sorgfältiger Blutstillung im Fettgewebe werden die Retinakula – je nach

Beinachse und Vorliebe des Operateurs – entweder innen (medial) oder außen (lateral) oder beiderseits eingeschnitten.

Die Kniescheibe kann nun seitlich weggedrückt (luxiert) oder umgedreht werden, das Knie wird stark gebeugt, die Menisken, das vordere Kreuzband und evtl. entzündete Gelenkschleimhautmassen werden entfernt und die eigentliche Arbeit am Knochen kann beginnen.

Sowohl für den Oberschenkel, als auch für den Unterschenkel und die Kniescheibe, liegen verschieden große Knochenschnitt-Schablonen vor.

Nach Auswahl der optimalen Größe wird der entsprechende Knochenteil für die dazupassende Prothesenkomponente zurechtgeschnitten. Das Sägeblatt wird dabei von der Schablone in einem Schlitz geführt, sodass Schnitt-Verirrungen sehr klein gehalten werden. Da spätere Probleme eher im Bereich des Schienbeinkopfes entstehen können, ist die optimale Platzierung der Schienbeinprothese unbedingt notwendig – aber manchmal sehr schwierig. Neuerdings können aufwendige Navigationscomputer das Positionieren der Prothesenteile erleichtern.

Nach Durchführung aller notwendigen Knochenschnitte werden so genannte Probeimplantate eingesetzt und die Kniegelenkbeweglichkeit sowie Bandinstabilität geprüft. Ist der Operateur mit dem Ergebnis zufrieden, werden die definitiven Komponenten aus ihren hoch sterilen Verpackungen geholt und implantiert.

Anschließend erfolgt eine mehrfache Spülung des Gelenkes, die Montage von Blutungsdrains sowie der schichtweise Gelenkverschluss.

Bei der Schlittenprothese ist die Operation deutlich kleiner, technisch aber vielleicht sogar schwieriger, weil man durch die Implantation Rücksicht auf den ver-

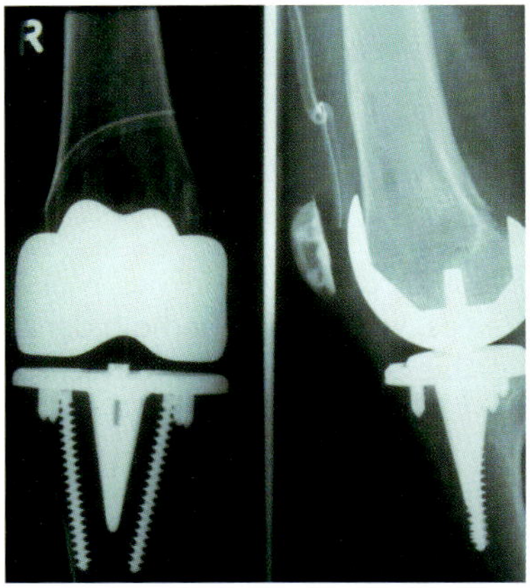

Die Röntgenkontrolle zeigt dem Operateur die Lage der Implantate an.

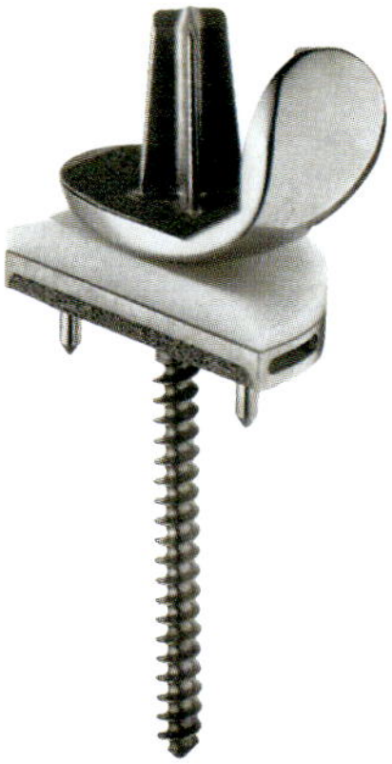

Teilprothese, Schlittenprothese (unicondyläre Endoprothese)

bleibenden Kniegelenkanteil nehmen muss und diesen nicht stören und einer frühen Arthrose zuführen darf:

Kleinere Gelenkeröffnung, weniger Knochenschnitte, viel weniger Blutverlust, Erhaltung des vorderen und hinteren Kreuzbandes, der Kniescheibe, der nicht betroffenen Oberschenkelrolle, einer Hälfte des Schienbeinplateaus und eines Meniskus.

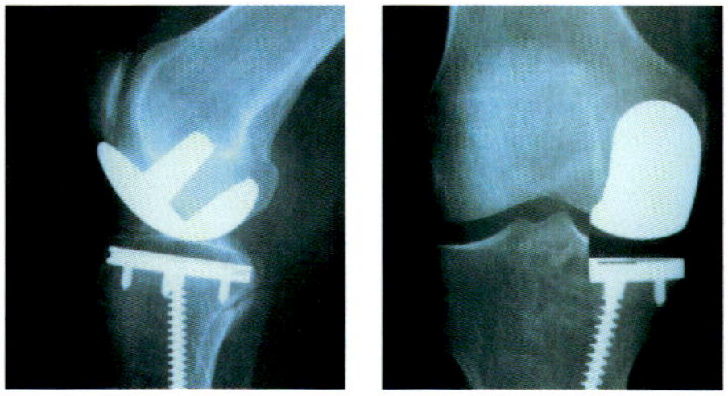

Röntgenkontrolle einer Schlittenprothese

Nachbehandlung

1. Tag nach der Operation: Eispackungen für das Knie, aktive Thromboseprophylaxe mit Anspannungsübungen, evtl. Atemtherapie, Sprunggelenkmobilisierung, Kräftigung des nicht operierten Beines sowie des Schultergürtels.
2. Tag: Entfernung der Drainagen, Eispackungen, isometrische Spannungsübungen für Rumpf und Extremitäten, Beginn mit Querbett-Sitzen, Stehversuch, Motorschiene (CPM) eingestellt auf 40 Grad Beugung (wird alle 2 Tage um 5 bis 10 Grad gesteigert), aktive Kniebeugung.

Zusätzliche Elektrotherapie: Muskelstimulation, eventuelle Schmerzstillung und Abschwellung durch Hochvolt. Aufgrund des Metalls alle Ströme natürlich mit Wechselstrom!

Ab dem 3. Tag nach der Operation: Aufstehen mit 2 Unterarmstützkrücken, Beginn mit gelenkschonenden Kräftigungsübungen, Stufensteigen ab der 2. Woche (Vollbelastung bei zementierten Totalendoprothesen), Vollbelastung bei zementfreien Totalendoprothesen erst ab der 4. Woche. Eventuell Kuraufenthalt.

Erfolg

Die Ergebnisse von Knie-Totalendoprothesen und Schlittenprothesen sind mindestens genauso gut wie jene von künstlichen Hüftgelenken: Etwa 95 % der künstlichen Knie halten länger als 5 Jahre, 80 – 90 % länger als 10 Jahre, wobei bei jüngeren Patienten die Lockerungsrate höher ist. Laufende Verbesserungen an den Implantaten und an der Operationstechnik lassen vermuten, dass die Ergebnisse in Zukunft noch besser sein werden. Über 95 % der Patienten berichteten über eine deutliche Schmerzabnahme oder sogar Schmerzfreiheit.

Arbeitsfähigkeit

Leichte Arbeit nach ca. 8 Wochen, schwere körperliche Tätigkeit soll vermieden werden.

Sportfähigkeit

Nach 2 – 3 Monaten kann mit Radfahren, Schwimmen, Golf und später auch mit Skilanglauf begonnen werden. Obwohl ich den Patienten davon abrate, da ich eine frühzeitige Lockerung der Prothese oder einen frühzeitigen Abrieb oder Bruch des Polyäthyleninlays befürchte, erlebe ich es immer wieder, dass Patienten mit einem künstlichen Kniegelenk Ski fahren oder Tennis spielen. Es ist ihnen einfach wichtiger, die neugewonnene Schmerzfreiheit (und das Leben) zu genießen, als auf eine möglichst hohe Haltbarkeit ihres künstlichen Kniegelenkes hinzuarbeiten. Eine Ergebnisverschlechterung konnte ich zum Glück dadurch bis jetzt nicht bemerken.

Komplikationen

1. Die gefürchtetste, aber äußerst seltene Komplikation ist die Infektion. Zumeist ist dann eine neuerliche Operation mit einem Wechsel der Implantate notwendig. Dieser Wechsel wird entweder gleich oder erst nach einem Zeitraum von 6 Wochen durchgeführt (nach Abheilung eines massiven Infektes).
2. In 10 – 20 % der Fälle kommt es zu einer Lockerung der Prothese (auf einen Zeitraum von 10 Jahren gesehen), die eine neuerliche Operation notwendig macht.

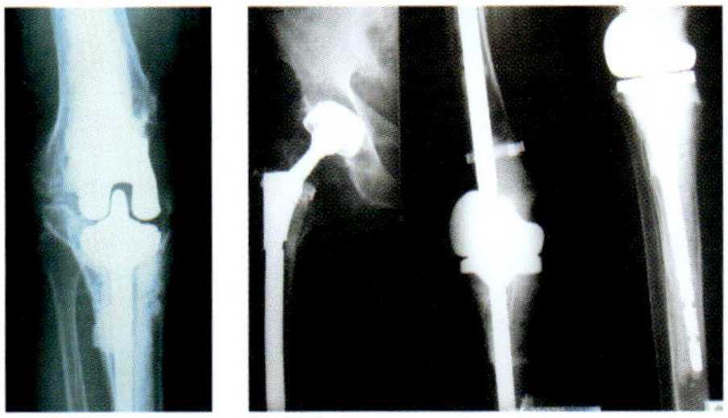

Lockerung einer »historischen« Scharnierprothese 15 Jahre nach der Operation (links).

Hüfte und Knie getauscht: Der Patient ist wieder gehfähig (rechts).

3. In etwa 20 % der Fälle kommt es zu meist oberflächlichen Beinvenenthrombosen und in 0,5 % zu Embolien (Gefäßverstopfungen).
4. Weniger eine Komplikation, als eine »Abnützung« des Kunstgelenkes ist der Abrieb der Kunststoffteile, die aber operativ ausgetauscht werden können.
5. Eine seltene Komplikation ist die Arthrofibrose (Gelenkverschwartung), die zu einer Bewegungseinschränkung führt und operativ gelöst werden muss.

Arthrofibrose

Nach verschiedenen offenen Knieoperationen kann es zu einer Arthrofibrose (= überschießende Bindegewebsbildung, Gelenkverschwartung) mit Gelenkeinsteifung kommen. Meist besteht dazu eine Prädisposition (Veranlagung). Begünstigend hierfür ist auch eine postoperative Einblutung und/oder mangelhafte Heilgymnastik. Bei einer neuerlichen Operation müssen diese Narbenmassen (meist oberhalb der Kniescheibe und in der Kreuzbandhöhle) mitentfernt werden.

Voroperationen

Generell stellen Voroperationen kein Hindernis für eine arthroskopische Gelenksanierung, Umstellungsosteotomie oder Endoprothese dar. Der erzielbare Erfolg hängt weniger von der Art und der Anzahl der Voroperationen, sondern vielmehr von Art und Ausmaß der Kniebinnenschäden ab. Die Heilung und Rehabilitation kann sich bei einer Reoperation deutlich verzögern.

Lebensstil: Sport – Alltag – Ernährung

Wirkt sich die Ernährung auf die Gesundheit meiner Kniegelenke aus? Kann ich durch Diät meine Knie verbessern?

Hier soll kein spezielles Ernährungskonzept vorgestellt werden, dazu gibt es in dieser Buchreihe Vorschläge weitaus berufenerer Autoren. Lassen Sie mich aber doch einige Tipps niederschreiben:

Die Ernährung sollte ausgewogen sein, denn gut funktionierende Gelenke benötigen feste Knochen, gute Durchblutung, ausreichend Bewegung aber nicht zu viel Belastung.

Die Knochenfestigkeit kann insbesondere bei Frauen höheren Alters, bedingt durch Osteoporose ein Problem sein.

Für einen guten Knochenstoffwechsel werden Kalzium und Hormone oder hormonähnliche Stoffe für den Kalziumeinbau in den Knochen benötigt.

Normalerweise nimmt man ausreichend Kalzium mit der Nahrung auf.

Im fortgeschrittenen Alter ist eine Messung der Knochendichte ratsam.

Stellt sich ein Defizit heraus, sprechen Sie mit Ihrem Arzt über Präparate zur Erhöhung der Knochendichte (z. B. Fosamax).

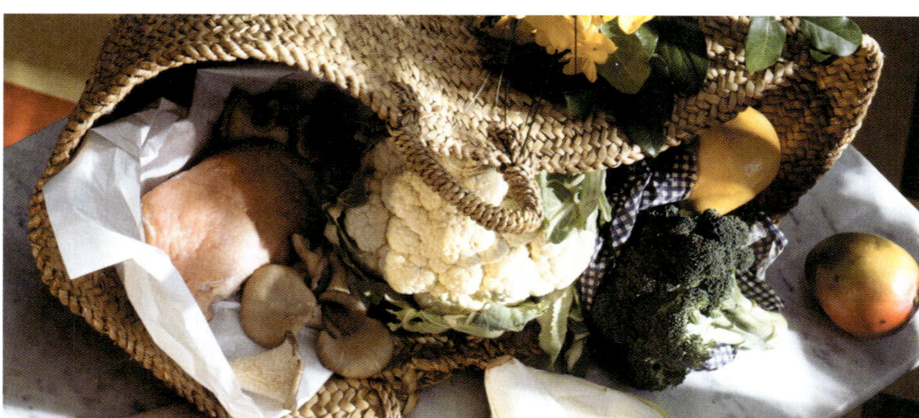

Ob zusätzliches Kalzium in Tablettenform gegeben werden soll, muss im Einzelfall entschieden werden.

Das zugeführte Kalzium sollte jedoch keinesfalls überdosiert werden.

In jedem Fall wäre es gut, weniger Fleisch und Kartoffeln, dafür mehr Fisch, Gemüse und Obst zu essen.

Sie werden nicht nur eine bessere Verdauung bekommen, sondern sich auch besser fühlen! Außerdem wird sich das Körpergewicht reduzieren – wobei wir bei einem wichtigen Thema angelangt sind:

Manche Patienten glauben mir nicht, wenn ich ihnen zur Gewichtsreduktion – als Begleitmaßnahme der Knietherapie – rate.

Selbst wenn Sie keine Kniebeschwerden haben, können Sie dazu folgendes Experiment versuchen:

Packen Sie in Ihren Rucksack 20 Kilogramm oder schultern Sie ein 3- bis 4-jähriges Kind und gehen Sie im Stiegenhaus 2 Stockwerke hinauf und hinunter – vermutlich werden Sie Ihre Knie spüren oder sie werden Ihnen sogar weh tun! Viele Menschen schleppen aber dieses Übergewicht bei jedem Schritt tagtäglich und jahrzehntelang mit.

Da darf man sich über Schäden an den Kniegelenken – aber auch an vielen anderen Teilen des Stütz- und Bewegungsapparates nicht wundern!

Geringeres Gewicht ist zwar sicher kein Garant für schmerzfreie Knie, aber doch ein ganz wichtiger Faktor dafür!

Ist Sport gut oder schlecht für meine Knie?

Wie schon mehrfach betont, benötigt jedes Organ, jedes Gelenk und somit natürlich auch das Knie für eine normale Funktion ein gewisses Training.

Was kann, was soll man einem gesunden Kniegelenk zumuten?

Der hyaline Gelenkknorpel des Kniegelenkes ist dazu konstruiert, hohe Druckkräfte abzufedern, er widersteht Scherkräften aber nur schlecht. Ideale Sportarten sind daher jene, bei denen das Kniegelenk ohne wesentliche Belastung bewegt wird z. B. Radfahren und Schwimmen und nicht solche, bei welchen das Körpergewicht mit voller Wucht auf die wenigen Quadratzentimeter Gelenkknorpel auftrifft.

Als Grundsatz gilt also: Bewegen ist gut; Belasten beziehungsweise Überlasten ist schlecht!

Warum das Kniegelenk die Bewegung benötigt, ist leicht erklärt: Der Gelenkknorpel ist selbst nicht direkt mit Blutgefäßen versorgt, er bezieht seine Nährstoffe aus der Gelenkflüssigkeit. Die Gelenkflüssigkeit muss aber alle Ecken und Rundungen des

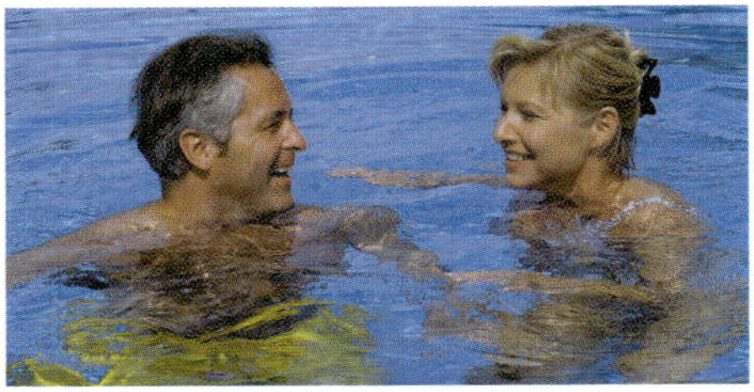

Gelenkes erreichen können, daher muss sie durch die Bewegung in alle Gelenkanteile transportiert werden.

Außerdem wird durch die Bewegung die so genannte Durchwalkung des Knorpels erreicht, die Gelenkflüssigkeit wird also zwischen die Zellen »einmassiert« und der Stoffaustausch, welcher durch Diffusion erfolgt, kann besser vonstatten gehen.

Der Gelenkknorpel dämpft ausgezeichnet, das bedeutet, dass er bei Druckbelastung sehr stark zusammengedrückt werden kann. Dabei wird Flüssigkeit ausgepresst. Bei Nachlassen der Belastung besitzt der Knorpel genügend Elastizität, um seine ursprüngliche Dicke wieder zu erreichen, indem er das ausgepresste Wasser wieder aufnimmt. Kommt es aber zu Scherkräften, für welche diese Art von Knorpel zu wenig Fasern besitzt, also nicht konstruiert ist, treten in der Oberfläche feine Risse auf – der Abnützung ist somit Tür und Tor geöffnet.

Besonders Knie belastend wirken Sportarten der Schwerathletik wie Gewichtheben und Hammerwerfen – siehe Tabelle.

Entsprechende Aufmerksamkeit soll auch der Bekleidung, dem Schuhwerk und der Vorbereitung zur Sportausübung gelten.

Bei kühlem Wetter, insbesondere bei zusätzlich hoher Luftfeuchtigkeit, sollten die Kniegelenke zumindest durch eine lange Trainingshose, besser noch durch zusätzli-

wenig Kniebelastung

- Schwimmen
- Radfahren
- Wandern auf weichem Boden
- Skilanglaufen
- Rudern
- Tischtennis
- Laufen auf weichem Boden

mäßige Kniebelastung

- Skifahren im tiefen Schnee
- Gymnastik
- Laufen in der Stadt
- Skilaufen auf der Piste
- Eislaufen

starke Kniebelastung

- Tennis
- Squash
- Fußball
- Handball
- Skifahren auf der Buckelpiste
- Eishockey
- Bergsteigen

sehr starke Kniebelastung

- Schwerathletik
- Gewichtheben
- Hammerwerfen
- langes Bergabgehen mit schwerem Rucksack

che Kniebandagen geschützt werden. Dem Schuhwerk kommt eine besondere Bedeutung zu, da es für die so wichtige Stoßdämpfung beim Gehen und Laufen und für das Abrollen des Fußes mitverantwortlich ist. Die Sportschuhe müssen der Sportart angepasst sein! Es ist wenig sinnvoll mit Fußballschuhen Tennis spielen zu gehen. Außerdem sollten die Sportschuhe auch innerhalb eines Sportarttyps dem entsprechenden Bodenbelag angepasst sein. Um beim Beispiel Tennis zu bleiben: Sandplatzschuhe können in der Halle, auf einem schnellen, nicht rutschenden Belag durch fehlende Haftung zu Knieverletzungen oder zur abnormalen Belastung des Gelenkknorpels führen.

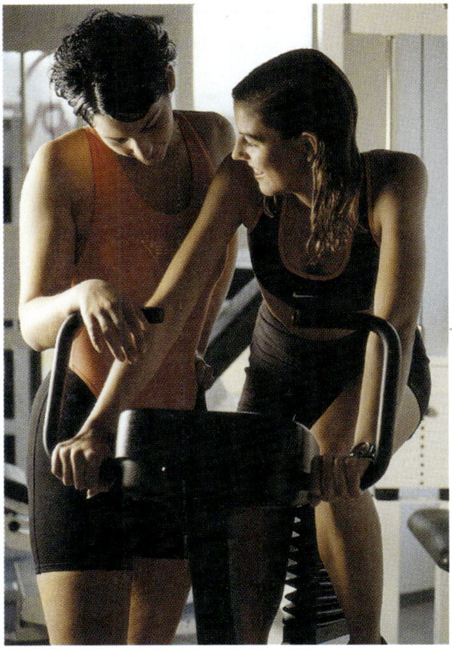

Die Vorbereitung auf ein sportliches Ereignis sollte nicht am selben Tag beginnen. Wenn Sie z. B. vorhaben, zu Weihnachten Ski fahren zu gehen und Ihre Knie dabei nicht unnötig gefährden wollen, sollten Sie bereits im Herbst mit dem Training beginnen: Joggen, Radfahren in der Natur oder am Heimtrainer sowie leichte Ski-Gymnastik werden Ihnen helfen, durch Kräftigung der Ober- und Unterschenkelmuskulatur und Zunahme der Gesamtkondition mehr Spaß am Skifahren zu haben, länger durchzuhalten und Knie schonender zu fahren.

Auch unmittelbar bevor Sie Sport ausüben, sollten Sie sich vorbereiten: Leichtes Laufen, am Stand springen, 1- bis 2-mal in die Hocke gehen und einige Dehnungsübungen.

Übungen für Knie-Gesunde

Folgende Übungen eignen sich, falls Sie nicht ohnehin eine Sportlerin oder ein Sportler sind, bei schmerzfreien oder wenig schmerzenden Kniegelenken zur Erhaltung einer guten Kniefunktion. Ideal wäre es, sich vor den Übungen ca. 10 Minuten lang auf einem Heimfahrrad aufzuwärmen. Geübt werden sollte zumindest 2- bis 3-mal pro Woche. Jede Übung sollte mit 5 bis 10 Wiederholungen begonnen werden, später kann man auf 15 bis 25 Wiederholungen steigern. Die Übungen kräftigen Ihre Muskulatur und fördern die Durchblutung. Beides verbessert die Führung des Gelenkes bzw. die Konsistenz des Gelenkknorpels und stellt somit eine ideale Prävention der Kniegelenkabnützung dar.

Muskelkräftigende Übungen

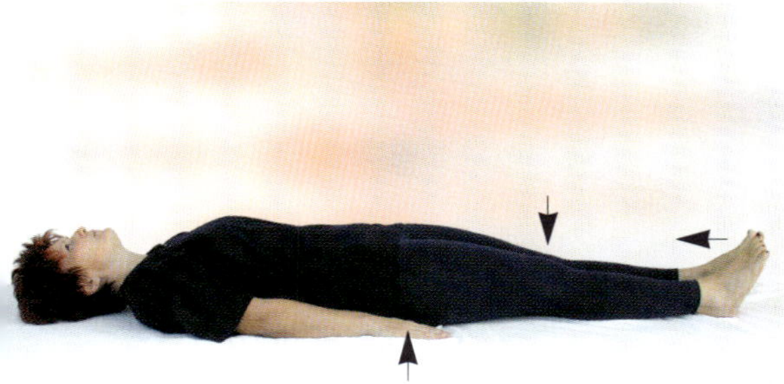

1. Rückenlage:

- Fuß hochziehen, Ferse hebt ab.
- Kniekehle fest auf die Unterlage drücken.
- Gesäßmuskulatur anspannen.
- 10 Sekunden halten.

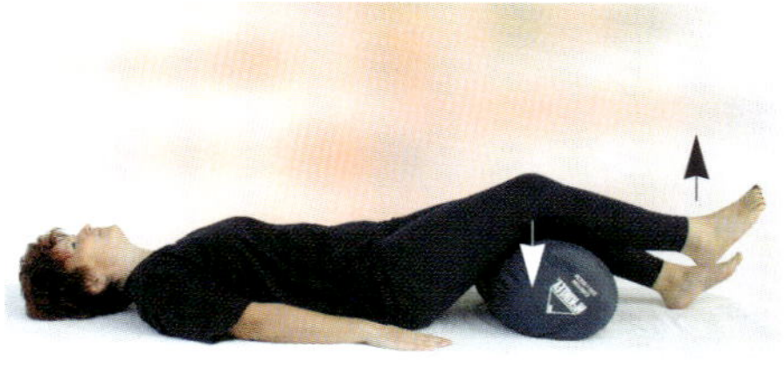

2. Rückenlage:

- Knie mit Rolle unterlagern.
- Fuß hochziehen, Knie strecken.
- Rolle nach unten drücken.
- 10 Sekunden halten.

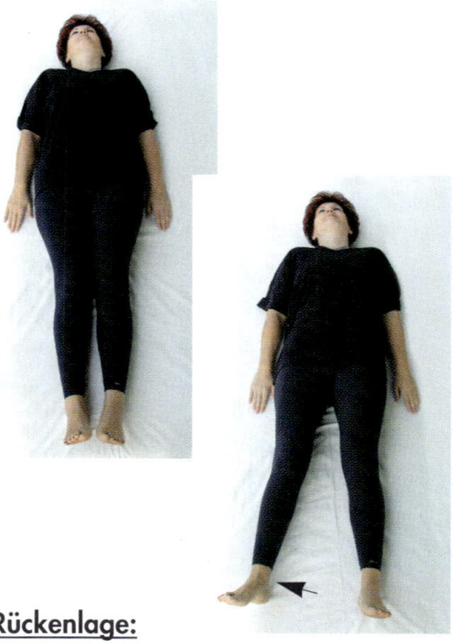

3. Rückenlage:

- Fuß hochziehen.
- Gestrecktes Bein ca. 2 cm anheben,
- nach außen bzw. innen bewegen.
- Kniescheibe zeigt zur Decke.

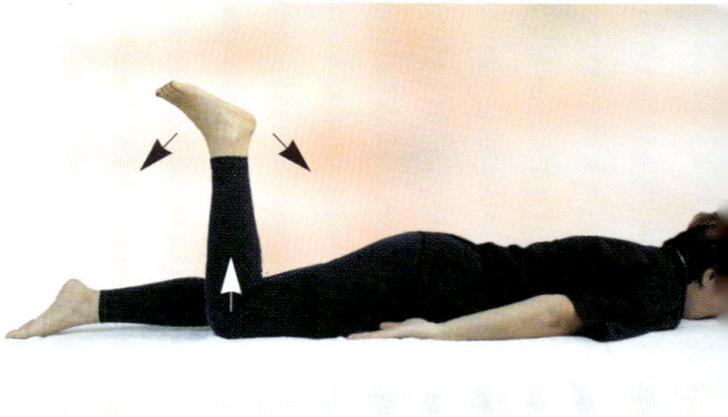

4. Bauchlage:

- Gestrecktes Bein abheben.
- Knie beugen und strecken.
- Anderes Bein liegt gestreckt.

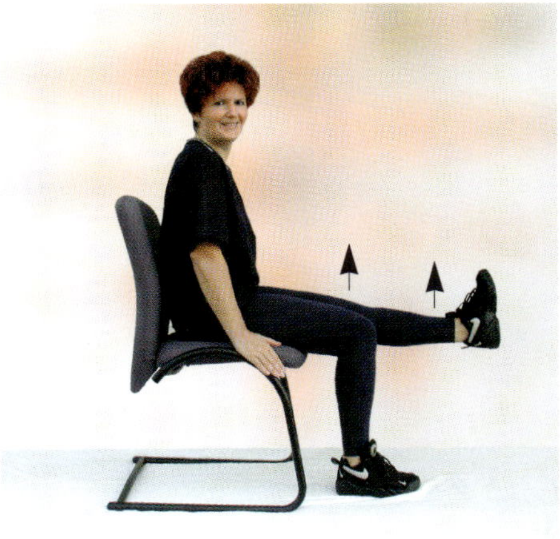

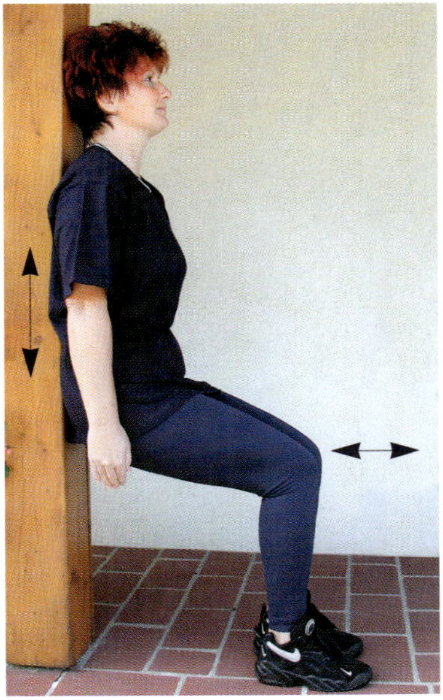

5. Im Sitzen:

- Fuß hochziehen.
- Knie strecken, 10 Sekunden halten.
- Oberschenkel etwas abheben.
- Im Wechsel Fuß-Innenrand bzw. -Außenrand hochziehen.

6. An der Wand:

- Knie nicht vollständig durchstrecken. Rücken an eine Wand pressen.
- Langsam in die Knie gehen und wieder strecken.

Übungen für Knie-Leidende

Sollten Sie bereits unter schmerzhaften Abnützungen leiden (Gonarthrose), ist es besser, gelenkentlastend oder teilbelastend zu üben:

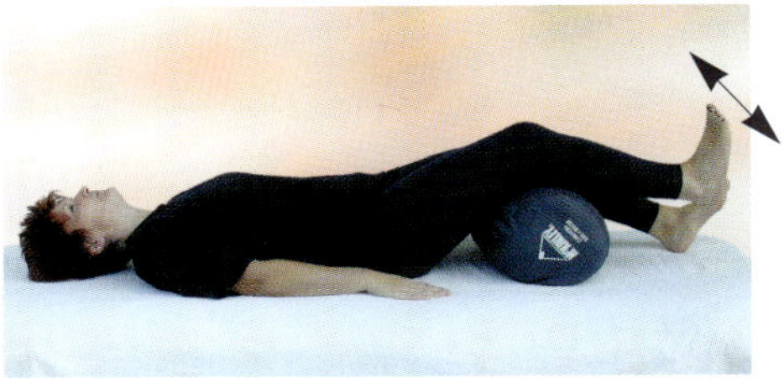

1. Rückenlage:

- Knie durch Kissen unterstützt – Fuß kräftig auf und ab bewegen.

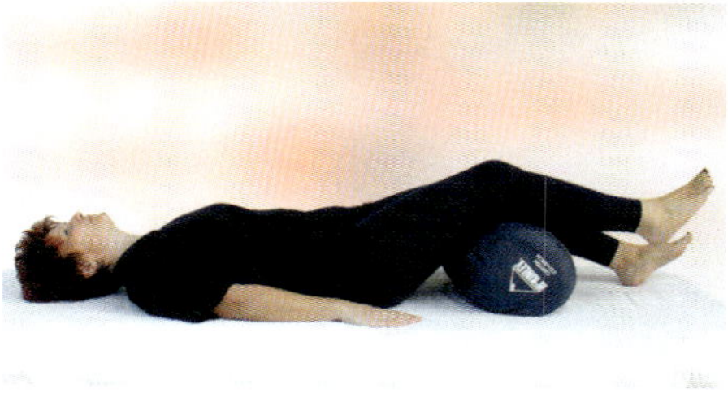

2. Kokontraktion:

- Knie ist »steif«, Fuß hochziehen, Ferse schiebt einen gedachten nicht beweglichen Widerstand Richtung Fußende. Der Druck der Ferse auf die Unterlage erhöht sich nicht! Die gesamte Beinmuskulatur spannt an.

3. Kokontraktion (Variante):

- Bein etwas von der Unterlage abheben. Beugen und strecken.

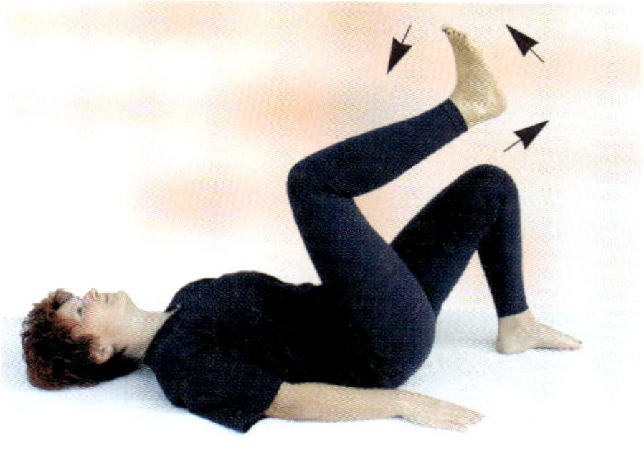

4. Rückenlage:

- Mit dem betroffenen Bein in der Luft Rad fahren.
- Anderes Knie ist gebeugt.
- Immer bis zur vollständigen Streckung und Beugung arbeiten.

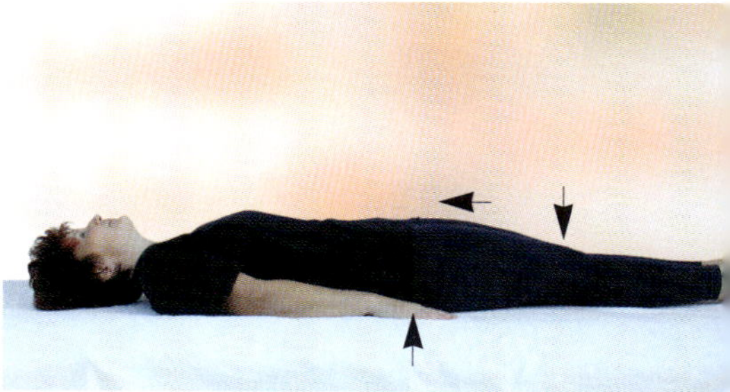

5. Rückenlage:

- Rhythmisches Anspannen der Oberschenkelmuskulatur.
- Kniescheibe dazu in Richtung Hüfte ziehen.
- Fuß hochziehen.

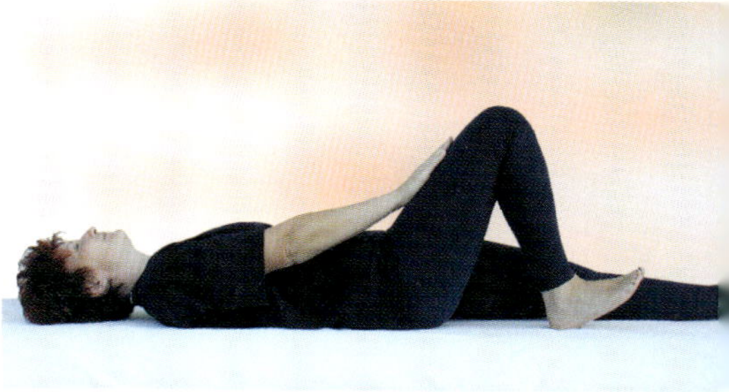

6. Rückenlage:

- Knie beugen und strecken.
- Ferse dabei über den Boden ziehen.
- Fuß ist hochgezogen!

Mit 5 Wiederholungen beginnen und langsam bis 15 steigern, mit Muskeldehnung abschließen.

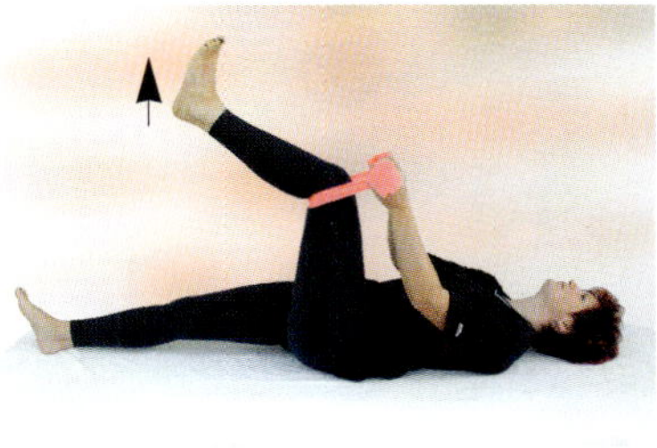

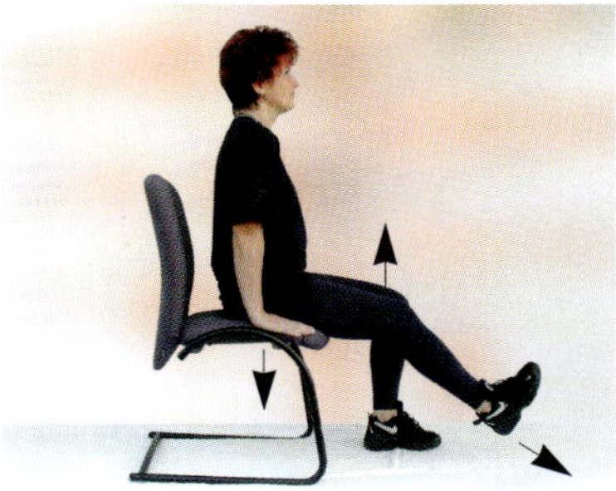

Muskeldehnung

1. Rückenlage:

- Gesundes Bein liegt gestreckt auf dem Boden.
- Betroffenes Bein ist 90 ° in der Hüfte gebeugt.
- Oberschenkel mit dem Handtuch halten.
- Fuß hochziehen,
  Ferse schiebt Richtung Decke,
- spürbares Ziehen in der Kniekehle.

3. im Sitzen:

- Rücken gerade, Hände neben den Oberschenkeln aufstützen.
- Fuß hochziehen, Knie beugen.
- Oberschenkel hebt leicht von der Unterlage ab.
- Knie strecken, Ferse herausdrücken.

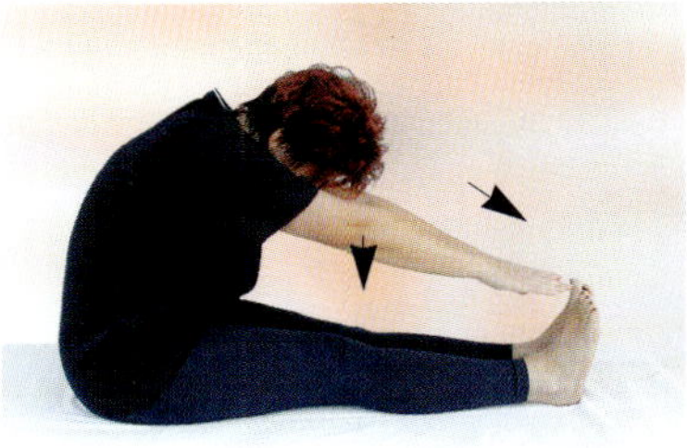

2. Langsitz:

- Füße hochziehen.
- Kniekehle fest nach unten drücken.
- Versuchen Sie, mit den Händen an die Fußspitzen zu kommen.
- 10 Sekunden halten.
- Spürbarer Zug an der hinteren Beinmuskulatur.

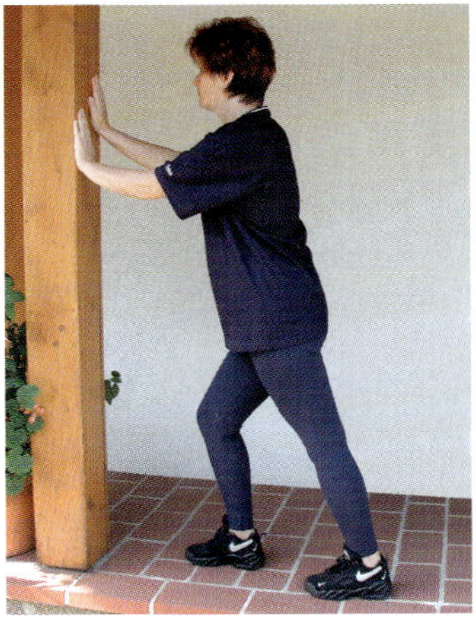

4. im Stehen:

- Gegen eine Wand lehnen.
- Schrittstellung: vorderes Knie gebeugt, hinteres fast gestreckt.
- Den Oberkörper zur Wand anlehnen.
- 20 Sekunden halten.

Gelenkschonendes Verhalten im Alltag

Anregungen für ältere Patienten mit mittelschwerer und schwerer Knie-Arthrose

Schuhe

Tragen Sie flache Absätze mit einer maximalen Höhe von 4 cm. Moosgummiabsätze dämpfen besser als Ledersohlen. Die Schuhe sollten eine gute Führung haben, mittels Schnürung oder Klettverschlüssen lässt sich die Führung besser kontrollieren, als bei Schlüpfern. Eine orthopädisch angefertigte Schuheinlage lässt den Fuß und damit auch das Kniegelenk besser abrollen. Keine Stöckel- oder Plateauschuhe! Sandalen oder Schlappen haben keine ausreichende Fersenführung.

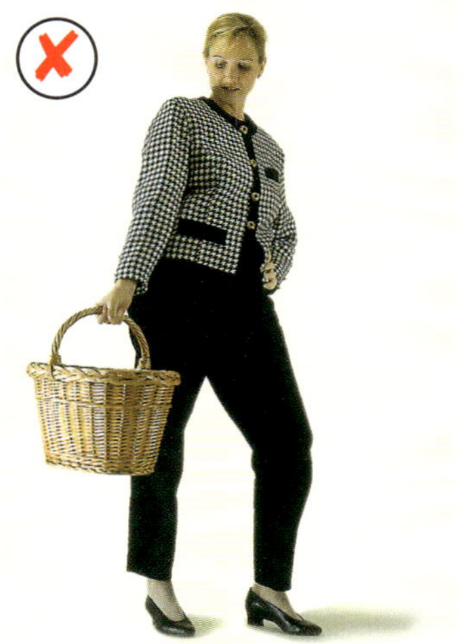

Tragen

Obergrenze 5 kg, nicht länger als 15 Minuten. Benützen Sie einen Einkaufswagen. Lassen Sie sich Einkäufe nach Hause schicken.

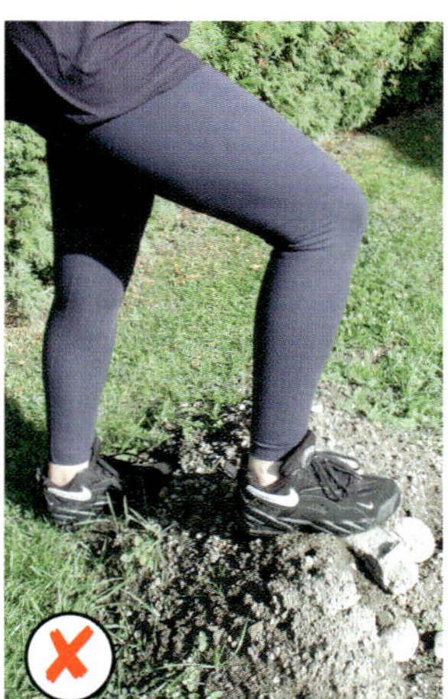

Gehen

Meiden Sie unebenes Gelände und Stiegen. Wo immer Gelegenheit ist, verwenden Sie eine Rolltreppe oder einen Aufzug. Bei längeren Gehstrecken verwenden Sie auf der gesunden Gegenseite einen Gehstock oder wenn beide Knie betroffen sind, eventuell 2 Unterarmstützkrücken. Gehen Sie nicht schnell! Laufen Sie nicht!

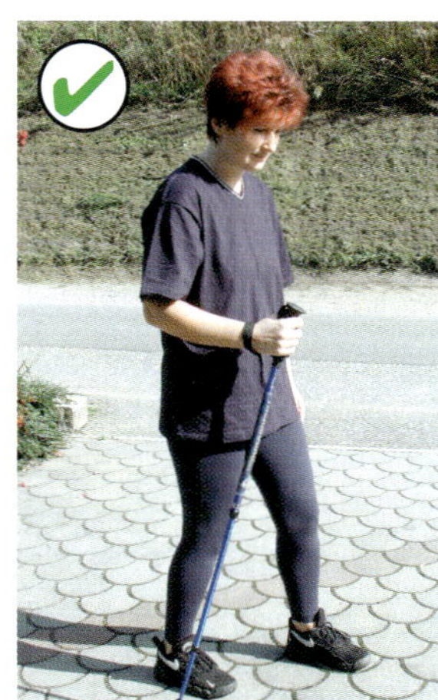

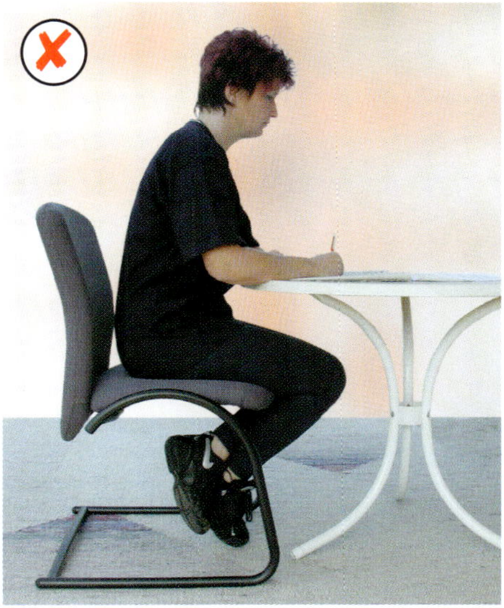

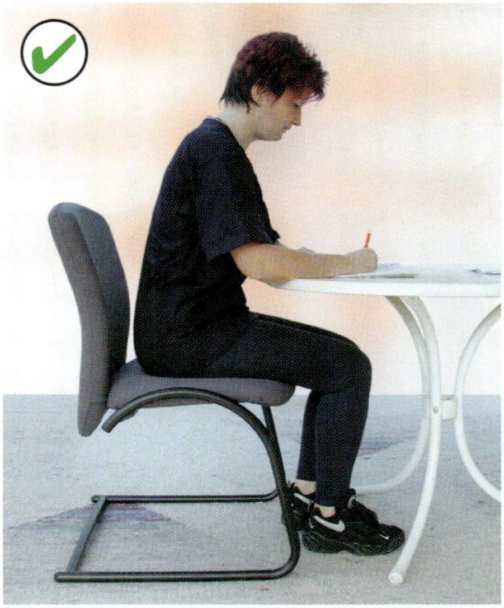

Sitzen

Vermeiden Sie längeres Sitzen mit stark angewinkelten Kniegelenken (tiefe Sitzgarnitur, Auto, Flugzeug). Sie sitzen besser, bei relativ hoher Sitzfläche und wenn Sie die Knie über 90 Grad strecken können. Stehen Sie im Flugzeug öfter auf, machen Sie ein paar Schritte und lockern Sie Ihre Muskulatur! Vermeiden Sie längere Autofahrten, legen Sie Pausen ein! Dehnen Sie Ihre Beinmuskulatur!

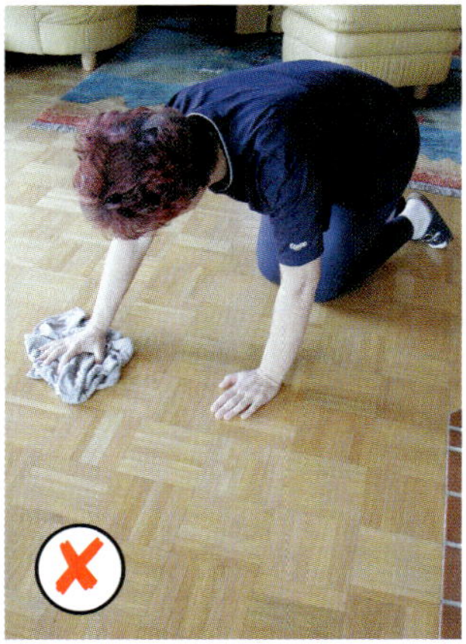

Hausarbeit

Arbeiten Sie nicht im Knien und in der Hocke! Beschaffen Sie sich eine niedrige Sitzgelegenheit, auf der Sie Arbeiten in Bodennähe im Sitzen erledigen können oder verwenden Sie Hilfsmittel und arbeiten Sie stehend.

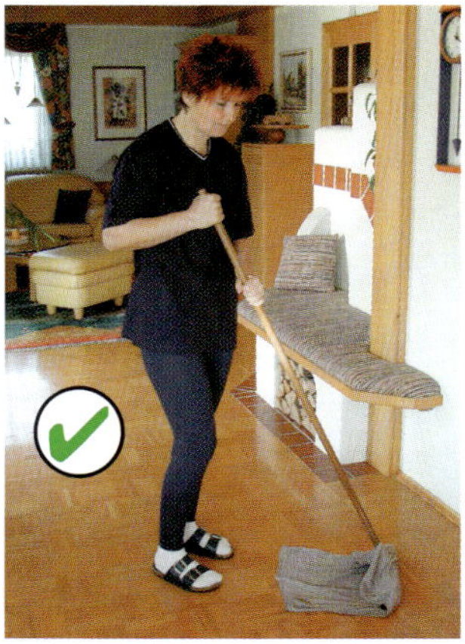

Nicht alltägliche Patientengeschichten

1. Generaldirektoren haben Recht

Vor etlichen Jahren kam eine hoch gestellte und wichtige Persönlichkeit in meine Ordination. Es handelte sich um den stellvertretenden Generaldirektor eines großen heimischen Konzerns. Natürlich rief mich vorher sein Betriebsarzt an, schilderte mir kurz den Fall und bat mich, erstens den Patienten zu einem ganz bestimmten Termin einzuteilen, ihn ja nicht warten zu lassen und zweitens, mich auch ganz besonders um ihn zu bemühen.

Der Mann stellte sich als ein sympathischer, volksnaher und nicht eingebildeter Endvierziger heraus. Er war etwas übergewichtig, aber sportlich, er spielte Tennis, fuhr Ski und ritt.

Überdies war der Patient sehr muskulös und wenig schmerzempfindlich. Die deutschen Kollegen nennen so einen Menschen »Knubbeltyp« und behandeln solche Patienten recht gerne, da angeblich bei ihnen alles gut heile.

Dies war bei meinem Patienten zunächst alles andere als zutreffend: Er litt an einer schweren deformierenden Kniegelenkabnützung beiderseits. Beide Kniegelenke zeigten eine erhebliche O-Beinstellung, konnten nur 90 Grad gebeugt und nicht voll gestreckt werden. Das Beugen wurde von hör- und fühlbarem Krachen und Reiben begleitet. Ein besonderes Problem bereitete das rechte Kniegelenk.

Es war geschwollen und sowohl bei Belastung als auch in Ruhe stark schmerzend, sodass der Patient seinem Sport nicht mehr nachgehen konnte und sogar beim Sitzen und beim Autofahren beträchtlich behindert war. Schon wenige Schritte bereiteten ihm heftige Schmerzen. Die bereits durchgeführte konservative Behandlung war ohne Erfolg geblieben.

Es war also klar, dass eine Operation am rechten Knie durchgeführt werden musste. Im Röntgen zeigte sich eine Gonarthrose (Kniegelenkabnützung) im IV. und letzten Stadium, also riesige Randwülste und nahezu kein Gelenkspalt.

Entsprechend der fürchterlichen Geräusche, die das Kniegelenk bei der Bewegung von sich gab, zeigte das Röntgen, dass die Gelenkflächen nicht mehr rund und aufeinander passend waren, sondern generell starke Deformierungen aufwiesen.

Es bestand also eine deutliche Diskrepanz zwischen dem Lebensalter inklusive Anforderungen, welche der Patient an sein

Kniegelenk bisher stellte und auch in Zukunft stellen würde und den nahezu katastrophalen Voraussetzungen, die das Kniegelenk für ein aktives Leben bot.

Nach üblicher orthopädischer Lehrmeinung hätte das Kniegelenk mit einem künstlichen Gleitflächenersatz (Totalendoprothese) behandelt werden müssen, da nahezu kein eigener Gelenkknorpel mehr vorhanden war – und somit auch eine Knorpeltransplantation nicht in Frage kam.

Da der Patient seine Sportausübung mit einem künstlichen Kniegelenk weitgehend hätte aufgeben müssen, kam diese Behandlung für ihn nicht in Frage. Nach einem längeren Aufklärungsgespräch, in dem die Möglichkeit des Scheiterns der von mir vorgeschlagenen arthroskopischen Gelenktoilette sehr genau besprochen wurde und dem Patienten auch erklärt wurde, dass eine Totalendoprothese in Zukunft dennoch jederzeit möglich ist, entschlossen wir uns, den Eingriff vorzunehmen.

Schon die bloße diagnostische Arthroskopie gestaltete sich für mich als Operateur außerordentlich schwierig. Das Kniegelenk war durch den nahezu fehlenden Gelenkspalt, die großen vorgelagerten Knochensporne und die großen Massen entzündlich veränderter Gelenkschleimhaut für das Arthroskop zunächst fast unzugänglich. Wie eine Tunnelbohrmaschine musste der Shaver (motorisiertes arthroskopisches Instrument) blind und äußerst mühselig Hohlraum und damit Sichtmöglichkeiten schaffen. Nach etwa 2-stündiger, äußerst konzentrierter Kleinarbeit gelang es aber doch, alle wesentlichen, die Bewegung behindernden Knochensporne und Knochenwülste abzufräsen, verbliebene Knorpelinseln mittels Laser zu glätten, zerrissene und zerstörte Meniskusteile sowie entzündlich veränderte Gelenkschleimhaut zu entfernen.

Durch diese Maßnahmen ließ sich bereits am Operationstisch das Gelenk fast vollständig strecken und die Beugung nahm um etwa 10 Grad zu.

Bei der Nachbehandlung war mein Patient über alle Maßen kooperativ und übertrieb die Gymnastik regelmäßig.

Das Behandlungsergebnis war sehr zufrieden stellend, der Patient konnte sein gewohntes Leben einschließlich der sportlichen Betätigung in vollem Umfang wieder aufnehmen und konnte das Knie fast voll strecken und sehr gut beugen. Leider ist die Geschichte damit noch nicht zu Ende.

Nach etwa 2 Jahren zufriedenen Knie-Lebens, mittlerweile sind wir gute Freunde geworden, berichtete mir mein Patient eines Tages bei einem privaten Treffen, dass er ein sehr schmerzendes Knie-Rumpeln an der Außenseite verspüre, die Schmerzen strahlten sowohl nach unten in den Unterschenkel, als auch hinauf in den Oberschenkel aus.

Die Schmerzen traten besonders beim ersten Aufstehen aus dem Sitzen, aber eigentlich bei jedem Schritt auf. Seiner Meinung nach würde eine Sehne über einen Knochenvorsprung rollen und dadurch die Schmerzen verursachen. Er bat mich, meine Hand auf sein Knie zu legen – was in Gesellschaft sicher etwas eigenartig aussah – und führte mir das Schnappen vor.

In einer langen Diskussion versuchte ich meinem Freund zu erklären, dass seine gesamte Knie-Kinematik gestört ist und dass das Schnappen beziehungsweise Rumpeln nicht von einer einzigen Sehne herrühren kann, sondern durch die schlechte Kongruenz der beiden Gelenkpartner verursacht ist. Da er dies nicht und nicht akzeptieren wollte, führte ich eine neuerliche Arthroskopie des rechten Kniegelenkes durch, bei der sich keine neuen Aspekte bzw. Korrekturmöglichkeiten ergaben. Zusätzlich eröffnete ich mit einem kleinen Schnitt die betreffende Stelle, an der das Schnappen angegeben wurde und entfernte jeden nur denkbaren und entbehrlichen Knochenvorsprung. Trotzdem besserte sich das Krankheitsbild nur wenig. Der Patient gab an, dass die Ausstrahlung nach unten etwas geringer geworden sei. Innerhalb von 2 Monaten verstärkten sich die Beschwerden jedoch wieder so massiv, dass weiteres Handeln erforderlich war. Nun begann auch ich über einen künstlichen Gelenkersatz nachzudenken, den mein Freund und Patient jedoch weiterhin strikt ablehnte und beharrlich auf eine Sehne hinwies, die über einen Knochenvorsprung drübersprang. In meiner Not griff ich zum Mittel der Probe-Infiltration, das heißt, ich spritzte eine geringe Menge eines Lokalanästhetikums an die von ihm angegebene Stelle – und siehe da, er war für eine Woche nahezu ohne Beschwerden! Auf seinen Wunsch wiederholten wir diese Infiltration einige Male, jedes Mal mit dem gleichen Effekt. Nun war auch mir klar, dass an der Außenseite des Kniegelenkes ein Sehnenproblem bestand. Außerdem befindet sich dort ein großer Nerv in unmittelbarer Umgebung der Sehnen- und Knochenstrukturen.

Wir beschlossen, noch einen letzten operativen Rekonstruktionsversuch durchzuführen und erst wenn dieser tatsächlich fehlschlagen sollte, zähneknirschend, doch eine Totalendoprothese einzubauen.

Bei dieser Operation verzichtete ich auf die Arthroskopie, da von ihr keinerlei neue Informationen bzw. Eingriffsmöglichkeiten zu erwarten waren. Ich eröffnete das Operationsgebiet auf einer Strecke von mindestens 15 cm und legte als erstes den großen Wadennerv, der um das Wadenbeinköpfchen zieht und große Teile der Haut und der Muskulatur des Unterschenkels und des Fußes versorgt, frei.

Danach verlängerte ich die Sehne des Bizepsmuskels (auch hier gibt es einen solchen) um etwa 4 cm, eröffnete das Kniegelenk von hinten und entfernte einen beträchtlichen Teil der hinteren Oberschenkelrolle. Nachdem ich die Gelenkkapsel wieder verschlossen hatte, verlagerte ich den Wadennerv in ein weiches neues Bett aus Fettgewebe.

Die anschließend von mir geplante 6-wöchige Ruhigstellung konnte ich dem Patienten nicht mehr schmackhaft machen, die Schiene wurde nach ca. 3 Wochen abgelegt.

Diese letzte Operation war glücklicherweise sehr erfolgreich, der Patient ist nunmehr nahezu beschwerdefrei, das

Schnappen ist vollkommen verschwunden. Sitzen, Gehen und sogar Laufen sind ohne Schmerzen gut möglich.

Diese Geschichte ist sowohl für den Patienten als auch für den Arzt lehrreich: Für den Patienten ist es notwendig, seine Beschwerden dem Arzt möglichst genau zu artikulieren, sie in allen Einzelheiten zu schildern und evtl. eine gewisse Beharrlichkeit an den Tag zu legen.

Als Arzt konnte ich daraus lernen, dem Patienten die Beschwerden zu glauben und nicht in eingeschliffenen Schemata zu behandeln, sondern in besonderen Fällen auch unkonventionelle Wege zu gehen.

Dies alles gilt eigentlich auch für die folgenden Geschichten.

2. Das Knie in der Partnerschaft

Eine sehr junge, sehr hübsche Dame erzählte mir die Leidensgeschichte ihres rechten Kniegelenkes. Seit Jahren litt sie unter Schmerzen, insbesondere beim Sitzen und Autofahren, beim Bergabgehen und in der Hocke.

In letzter Zeit nahmen die Schmerzen stark zu. Zusätzlich bemerkte sie ein knackendes Geräusch, wenn das Bein nach längerer Ruhe wieder gebeugt oder gestreckt wurde. Die junge Dame hatte bereits verschiedene Fachärzte aufgesucht. Es wurden die unterschiedlichsten Behandlungen durchgeführt, von denen keine zum Erfolg führte.

Die Patientin war bereits im Begriff, sich ihrem Schicksal fügen und mit ständigen Schmerzen weiterleben zu müssen, als sie von einer Berufskollegin hörte, die von ähnlichen Schmerzen durch eine Operation von mir befreit werden konnte.

Die Beschwerden wurden im vorderen Kniebereich angegeben und die auf meine Veranlassung angefertigten Spezialaufnahmen zeigten eine Verkippung der Kniescheibe nach außen.

Die junge Dame bat mich inständig, ihr Kniegelenk zu operieren, da sie besondere Schmerzen beim Hocken hätte. Auf meine Frage, warum sie denn unbedingt hocken müsse, errötete sie ein wenig und deutete mir umschreibend an, dass dies in ihrer Partnerschaft unbedingt notwendig sei.

Die arthroskopische Operation war ein kurzer Eingriff, bei welchem ich die äußere Kniescheibenaufhängung mit dem Laser spaltete (laterales release) und ihre bereits etwas angekratzte Kniescheibengleitfläche glättete.

Die Genesung erfolgte sehr rasch und die Dame wurde völlig beschwerdefrei. Das knackende Geräusch blieb allerdings. Bei der letzten Kontrolle etwa 6 Wochen nach der Operation lächelte mich die junge Patientin dankbar an und erzählte mir wiederum stark umschreibend, dass ihre Partnerschaft von dem arthroskopischen Eingriff sehr profitiere.

3. Berg heil!

Ein über 70-jähriger Bergsteiger begab sich in meine Ordination zur Behandlung seiner Schmerzen im linken Kniegelenk. Er gab an, nicht mehr seiner geliebten Beschäftigung nachgehen zu können, da er sowohl beim Bergauf- als auch beim Bergabgehen seit kurzem schreckliche Schmerzen im Knie hätte.

Da bisher noch keine konservative Therapie versucht worden war, verschrieb ich ihm physikalische Therapie und verabreichte ihm 5 Injektionen des Knorpelaufbaumittels Hyalgan direkt ins Knie. Die Behandlung half überhaupt nicht. Das Röntgen zeigte ein für das Alter ordentliches Kniegelenk ohne wesentliche Abnützungserscheinungen, die Magnetresonanztomographie zeigte bei unauffälligem Gelenkknorpel eine kleine Läsion im hinteren Meniskusbereich.

Dies wunderte mich ein bisschen, da die klinischen Meniskuszeichen vollkommen unauffällig waren, aber man kann sich ja täuschen.

Das böse Erwachen kam während der Arthroskopie: Der Meniskus war völlig in Ordnung. Der Knorpelbelag am medialen Femurcondylus (innere Oberschenkelrolle) war komplett erweicht und konnte wie eine Zwiebelschale bereits mit dem Tasthäkchen vom Knochen abgelöst werden. Als ich den abgestorbenen Knorpel weggeräumt hatte, lag die gesamte Belastungszone der Oberschenkelrolle blank – eigentlich eine klare Indikation für einen teilweisen Gelenkersatz (unicondyläre Endoprothese). Da ich dies aber vorher mit dem Patienten nicht besprochen hatte und da mit einer Endoprothese das Bergsteigen ohnehin ein Ende hätte, führte ich eine so genannte Abrasionsarthroplastik durch. Ich trug also die abgestorbene Knochengrenzlamelle ab.

Dies in der Hoffnung, dass die absichtlich herbeigeführten Blutungen des Knochens bei 6-wöchiger Entlastung einen Ersatzknorpel bilden würden.

Der Patient übte und entlastete brav und wurde in kurzer Zeit schmerzfrei. Bei einer unserer letzten Kontrollen bat ich ihn, das Bergsteigen in Zukunft stark einzuschränken bzw. nur niedrige Berge bewältigen zu wollen, die einen Anstieg von nicht mehr als maximal 2 Stunden benötigen.

Nach 3 Jahren bekam ich von ihm eine Ansichtskarte aus Tirol, in der er mir herzlichst dankte und von seinem letzten 6-stündigen Aufstieg berichtete.

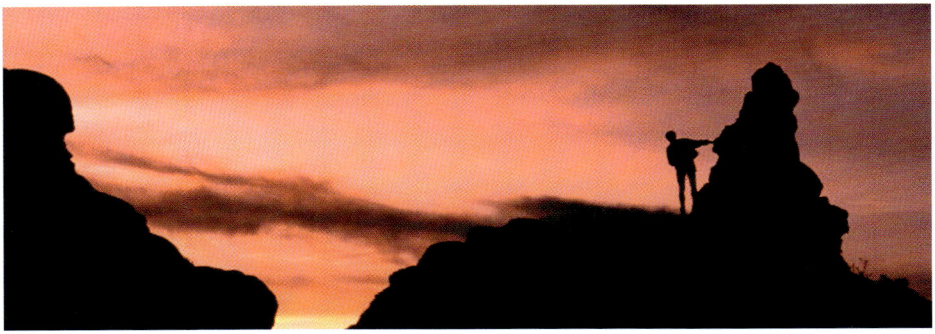

Lexikon der gebräuchlichsten medizinischen Ausdrücke am Kniegelenk

Abduktion	Wegführen, Wegziehen von der Körpermitte
Abrasionsarthroplastik	operative Abtragung der knorpellosen »toten« Knochengrenzschicht, in der Hoffnung, neues Knorpelwachstum anzuregen
Adduktion	Hinführen, Hinziehen zur Körpermitte
akut	frisch, plötzlich, kurz dauernd
aktivierte Arthrose	Reizzustand: durch äußere oder innere Einflüsse macht sich die Abnützung bemerkbar; Schmerz, Schwellung etc.
Alloarthroplastik	Ersatz des körpereigenen Gelenkes durch ein Gelenk aus Fremdmaterial, z. B. Metall oder Kunststoff
Anästhesie	Schmerzbetäubung, örtlich (Lokalanästhesie) oder allgemein (Vollnarkose)
Antigene	Stoffe, die nach Einverleibung Antikörper erzeugen
Antikörper	Immunkörper, Reaktionsprodukte von Körperzellen auf eingedrungene, potenzielle Schadensverursacher (Antigene)
Apophyse	Nebenknochenkern; Knochenkerne dienen dem Knochenwachstum
artikulär	das Gelenk betreffend
Arthralgie	Gelenkschmerzen

Arthritis	Gelenkentzündung, z. B. eitrig, durch Infektionserreger, durch Gicht, durch Knorpelerweichung oder rheumatisch bedingt – noch sehr viele andere Ursachen möglich
Arthrodese	operativ herbeigeführte Gelenkversteifung
Arthrofibrose	Gelenkverschwartung, seltene Komplikation nach offenen Gelenkoperationen
Arthrographie	Gelenkdarstellung durch Einbringen von Kontrastmittel, Kontrastmittel-Röntgen: seit Einführung der MRT eine kaum praktizierte Methode
Arthro-MRT	Untersuchungsmethode für spezielle Probleme, bei der Arthrographie mit Magnetresonanztomographie (MRT) kombiniert wird
Arthrolyse	operative Gelenkmobilisierung; Durchtrennung und Entfernung von Verwachsungen bzw. geschrumpften Gelenkkapselanteilen
Arthroplastik	bedeutet sowohl Gelenkersatz als auch »Neumodellierung« der eigenen Gelenkoberfläche – siehe auch Chondroplastik
Arthrose	degenerative Gelenkerkrankung, Abnützung
Arthroskop	stabförmiges Gerät für die Kniegelenkarthroskopie, 4 mm im Durchmesser, beinhaltet Flüssigkeitszu- und ableitung, Optik und Lichtleitung
Arthroskopie	Gelenkspiegelung. Die durch das Arthroskop gewonnenen Bilder werden über eine Kamera auf einen Bildschirm übertragen (»Videochirurgie«). Heute lassen sich sogar komplizierte Operationen arthroskopisch durchführen.
Arthrotomie	Gelenkeröffnung, offene Gelenkoperation – im Gegensatz zur Arthroskopie
aseptisch	keimfrei, nicht infiziert
Autoimmunerkrankung	z. B. rheumatische Arthritis. Der Körper bildet Antikörper gegen Bestandteile des eigenen Organismus.
Bakerzyste	In der Kniekehle befindet sich eine Blase der Gelenkschleimhaut; mit Gelenkflüssigkeit gefüllte Aussackung der Gelenkinnenhaut

Balneotherapie	Bädertherapie, Kurortbehandlung
Borrelien	Mikroorganismen, die durch Zecken (Impfung schützt hier nicht) oder anderes Ungeziefer übertragen werden können und Erkrankungen am Nervensystem und an den Gelenken auslösen.
Bursa	Schleimbeutel
Capsula fibrosa	äußere Gelenkkapsel
Capsula synovialis	Gelenkschleimhaut
Chondrocyten	Knorpelzellen
Chondromalazie	Knorpelerweichung
Chondromatose	Bildung und Einlagerung von vielen kleinen, gutartigen Knorpelgeschwülsten in der Gelenkkapsel, seltener auch im Knochen
Chondropathie	degenerative Knorpelerkrankung, Knorpelabnützung
Chondroplastik	Bearbeitung der Knorpeloberfläche im Rahmen der Arthroskopie z. B. mit Laser
chondroprotektiv	den Knorpel schützendes oder aufbauendes Medikament
chronisch	lange dauernd
Condylus (Kondyl)	Oberschenkelrolle
Condrosulf	knorpelaufbauendes Präparat in Tablettenform aus Chondroitinsulfat
Coventryosteotomie	Korrekturoperation des O-Beines bzw. O-Knies, Keilentnahme aus dem Schienbeinkopf
CPM controled passive motion	elektrisches Gerät zur Spitals- oder Heimnachbehandlung nach Knieunfällen oder Knieoperationen, langsames, kontrolliertes, passives Beugen und Strecken
CT	Computertomographie, Röntgen-Untersuchungsmethode zur schichtweisen Darstellung von Organen, Arthro-CT: zusätzliches Einbringen von Kontrastmittel (wird nur noch selten verwendet)

Cushingsyndrom	Vollmondgesicht, Fettsucht, Knochenerweichung u. a. Ursache: unter anderem langjährige, unkontrollierte, hoch dosierte Einnahme von Kortison
Debridement (= Gelenktoilette)	Glättung und Verschönerung der Gelenkoberfläche: Entfernung gerissener Meniskusteile, Knorpelglättung, Entfernung störender Knochensporne, Entfernung entzündeter Gelenkschleimhaut, Ausspülung von Abriebpartikeln etc.
Degeneration	Abnützung
Dezimeterwelle	therapeutischer, hochfrequenter Strom
Diabetes mellitus	Zuckerkrankheit
Diffusion	Flüssigkeiten oder Gase, die einander direkt berühren, vereinigen sich bis zur völligen Durchmischung
Dissekat	abgesondertes Knorpel-Knochen-Stück, Gelenkmaus
Drainage	Schlauch zum Ableiten von Flüssigkeiten z. B. Blut oder Eiter aus Wunden
Embolie	Verstopfung eines Gefäßes durch verschleppte körpereigene oder körperfremde Substanzen, die sich mit dem Blut nicht homogen mischen können, z. B. Blutpfropfenembolie: ein Blutgerinnsel (Thrombus) wird losgerissen und verstopft ein nachfolgendes Gefäß z. B. in der Lunge
Epiphyse	das Gelenkende eines langen Röhrenknochens, ein Röhrenknochen besitzt ein oberes und ein unteres Gelenkende: hat also 2 Epiphysen
Epiphysenfuge	knorpelige Platte, von der das Knochenwachstum ausgeht
Facette	(Kniescheiben) Gelenkfläche
Femur	Oberschenkelknochen
Femoropatellararthrose	Abnützung des Kniescheibengelenkes
Fibula	Wadenbein
Fissur	Haarriss (im Knochen)
Fraktur	Knochenbruch
Gelenktoilette	Debridement, siehe dort

Gelenkmaus	Dissekat, siehe dort
genu	Knie
genu valgum	X-Knie
genu varum	O-Knie
genu recurvatum	nach hinten gebogenes Knie
Gicht	dominant erbliche Stoffwechselstörung; harnsaure Salze (Harnsäurekristalle) werden an verschiedenen Körperstellen, insbesondere in den Gelenken abgelagert, führen zu chronischen Entzündungen, erhöhter Harnsäurespiegel im Blut
habituell	gewohnheitsmäßig
Hoffa'scher Fettkörper	Fettkörper hinter der Kniescheibe; dient als Platzhalter zur Vergrößerung der Gelenkschleimhautoberfläche und zur Führung von Blutgefäßen
Holmium-YAG	Lasertyp, wird in der Orthopädie am häufigsten angewendet, Medium im Resonator des Lasers
hyaliner Knorpel	Gelenkknorpel; wasserreich, faserarm, sehr druckelastisch, geringe Widerstandskraft gegen Druck- und Schwerkräfte
Hyalgan (Hyaluronsäure)	Knorpelaufbaupräparat, sehr wirksam, wird direkt ins Gelenk eingespritzt; enthält Knorpelbestandteile
Hydrotherapie	Unterwasserbehandlung
Hyperpression	vermehrter Anpressdruck (gemeint ist meist eine Gelenkfläche der Kniescheibe)
Implantat	eingebautes Teil
implantieren	einpflanzen, einbauen
Impulsgalvanisation	therapeutischer, niederfrequenter Strom
Indikation	Grund zur Anwendung eines bestimmten Heilverfahrens bei einer bestimmten Erkrankung
Infarkt	durch ein verstopftes Gefäß gelangt kein Blut in bestimmte Gewebeteile, diese sterben ab

Infektion	Ansteckung oder (bei offenen Wunden) Verschmutzung mit Krankheitserregern
Infiltration	Injektion und Verteilung von Lokalanästhetika (evtl. mit Kortisonzusatz) an bestimmte Schmerzpunkte; örtliche und Fernwirkung (Neuraltherapie)
Infusion	Einbringen eines Medikamentes in einer Trägerflüssigkeit in die Ader (meist in die Vene)
Inkongruenz	ungleiche Form der Gelenkpartner kann zu Geräuschen bei bestimmten Bewegungen führen
intraartikulär, i. a.	im Gelenk, in das Gelenk
intravenös, i. v.	in die Vene
invasiv	eingreifend
(minimal invasiv)	Methode, die den Körper kaum belastet, wenig eingreifend vorgeht, z. B. die Arthroskopie
isometrisch	heilgymnastische Übung, die nur mit Muskelanspannung, aber ohne Bewegung des Gelenkes durchgeführt wird
klinische Untersuchung	gemeint ist die körperliche, physische Untersuchung im Gegensatz zu den bildgebenden Verfahren (Röntgen, MRT)
Kokontraktion	heilgymnastische Methode, gleichzeitige Anspannung von Streckern und Beugern, das Gelenk wird dabei nicht oder nur wenig bewegt
Kompartement	Gelenkanteil, medialer (innerer) oder lateraler (äußerer) Kniegelenkabschnitt
Kongruenz	Passform
Kontraindikation	Gegenanzeige; ein bestimmtes Behandlungsverfahren ist für eine bestimmte Erkrankung nicht geeignet
konservative Therapie	nicht operative Behandlung
Kortikalis	harte, äußere Knochenhülle

Lachmanntest	prüft das vordere Kreuzband
Laser	gebündeltes Licht, unterschiedliche Wellenlänge wird für unterschiedliche Indikationen eingesetzt: Bestrahlung, verschiedene chirurgische Einsätze
lateral	außen liegend, von der Körpermitte entfernt
Leukozyten	weiße Blutkörperchen
Ligament	Band
Lokalanästhesie	örtliche Betäubung
Luxation	Verrenkung
medial	innen, nahe der Körpermitte
Meniskus	faserknorpelige, halbmondförmige Scheibe zum Ausgleich der Inkongruenz zwischen den Gelenkflächen des Ober- und Unterschenkels
Mikrowelle	hochfrequente, therapeutische Stromform zur Schmerzbehandlung
Morbus	Krankheit, Erkrankung
Morbus Ahlbäck	Knocheninfarkt, meist an der inneren Oberschenkelrolle
Morbus Schlatter (oder Osgood-Schlatter)	Wachstumsstörung, Knochenumbaustörung im Bereich des Ansatzes des Kniescheibenbandes
Musculus	Muskel
Musculus quadriceps femoris	der große Oberschenkelstrecker
Nekrose	Gewebstod, Gewebsuntergang
Narkose	künstlicher Schlaf, kombiniert mit Muskelentspannung und Schmerzlosigkeit
O. D. = Osteochondrosis dissecans	umschriebener Knorpel-Knochen-Untergang mit möglicher Ablösung eines Knorpel-Knochen-Stückes
Ödem	Gewebeschwellung, Wassereinlagerung, auch in Knochen möglich

Operation (OP) nach Bandy	Vorverlagerung (Knochenversetzung) des Ansatzes des Kniescheibenbandes bei massiven Kniescheibenbeschwerden (veraltet)
Operation n. Ali-Krogius-Henderson	Weichteiloperation zur Beseitigung der Kniescheibenluxation
Orthese	orthopädisches Hilfsmittel: Knieschiene nach Operationen oder Verletzungen
Osteochondrose	degenerative Erkrankung des Knochens und Knorpels
Osteomalazie	Knochenerweichung
Osteonekrose	Knochentod, Knochenuntergang
Osteophyt	degenerativer Knochensporn
Osteoporose	Knochenschwund
Palpation, palpieren	ärztliche Untersuchung: Abtasten, Befühlen
Patella	Kniescheibe
Patella alta	Kniescheibenhochstand
Patellafacette	eine der beiden Gelenkflächen der Kniescheibe
Perichondrium	Knorpelhaut
Periost	Beinhaut
pivot-shift-Test	Die Führung des Kniegelenkes verändert sich beim vorderen Kreuzbandriss. Der Arzt fühlt ein deutliches Schnappen beim Strecken des Knies und bei gleichzeitigem händischem Innendrehen und Wegdrücken des Unterschenkels.
Plica	Schleimhautfalte
Plica mediopatellaris	zieht an der Innenseite der Kniescheibe, kann zu Einklemmungserscheinungen führen
Proliferation	Wachstum
Rezidiv, rezidivierend	wiederkehrend
Retinaculum	seitliche Kniescheibenaufhängung

Rheuma	volkstümliche Bezeichnung für eine der vielen rheumatischen Erkrankungsformen z. B. Gelenkentzündung. Der Körper bildet Abwehrstoffe gegen sich selbst.
Ruptur	Riss
Schienbeinplateau	innere und äußere Gelenkfläche des Schienbeinkopfes – Aufnahmezone für die Oberschenkelrollen
Sonographie	Ultraschall, diagnostisch oder therapeutisch
Spongiosa	Knocheninneres; weiches, dreidimensionales Netzwerk
Subluxation	Teilverrenkung
Synovia	Gelenkflüssigkeit
Synovialis	Gelenkschleimhaut
Synovialitis	Entzündung der Gelenkschleimhaut
Synovektomie	Entfernung der (entzündeten) Gelenkschleimhaut
Szinthigraphie	Untersuchungsmethode, bei der ein schwach radioaktives Kontrastmittel verabreicht wird. Die Anreicherung in krankhaft verändertem Gewebe wird im Bild dargestellt und beurteilt.
Tapeverband	Stützverband, bestehend aus aufgeklebten, halbelastischen Bahnen, die mit nichtelastischen Bändern verstärkt werden.
TEP, Totalendoprothese	vollständiger Gelenkersatz mittels künstlicher Gleitflächen aus Metall und Kunststoff
Thrombophlebitis	Entzündung der Vene in Verbindung mit einer Thrombose
Thrombose	Verstopfung eines Gefäßes mit einem Blutgerinnsel
Thrombus	Blutgerinnsel
Tibia	Schienbein
Trauma	Unfall
Triggerpunkt	Hautstelle, deren Reizung eine Reaktion in der Tiefe z. B. Schmerz auslösen kann
Tumor	Geschwulst, umschriebene Schwellung
Valgus	X-Stellung
varus	O-Stellung

Dank

Mein Dank für fachspezifische Beratung gilt folgenden Spezialisten:

Prim. Dr. Herwig Feik
Facharzt für Anästhesie und allgemeine Intensivmedizin
Vorstand der Abteilung für Anästhesie, Landeskrankenhaus Tulln

Oberarzt Dr. Gabriele Kuchner
Fachärztin für Innere Medizin
1010 Wien, Rotenturmstraße 29

Dr. Barbara Scholda-Kury
Fachärztin für Physikalische Medizin und Rehabilitation
1180 Wien, Teschnergasse 35

Prim. Dr. Hans Peter Sochor
Facharzt für Radiologie
Institut Diagnostikum, 1180 Wien, Gersthoferstraße 16
Vorstand des Röntgeninstituts, Krankenhaus Hollabrunn

Für die Bearbeitung meiner Arthroskopiebilder
schulde ich Herrn Rudolf Dreschkai von der Firma Dr. Kolassa und Merz großen Dank.

Nicht zuletzt möchte ich Frau Christiane Wallig danken,
sie las das Skriptum aus der Patientensicht und stand Modell für Fotos.